Springer
*Milano
Berlin
Heidelberg
New York
Barcelona
Hong Kong
London
Paris
Singapore
Tokyo*

A. Guffanti • M. Negrini • M. Venegoni • F. Zadra

Orientamenti di
terapia antitrombotica

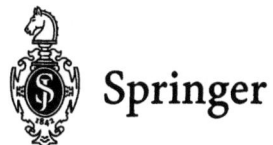 Springer

ANDREA GUFFANTI
Unità Operativa Medicina Generale I
Azienda Ospedaliera Fatebenefratelli
Corso di Porta Nuova 23, Milano

MARCO NEGRINI
Unità Operativa Cardiologia
Azienda Ospedaliera Fatebenefratelli
Corso di Porta Nuova 23, Milano

MAURO VENEGONI
Unità Operativa Medicina Generale I
Azienda Ospedaliera Fatebenefratelli
Corso di Porta Nuova 23, Milano

FELICE ZADRA
Servizio di Immunoematologia e Trasfusionale
Azienda Ospedaliera Fatebenefratelli
Corso di Porta Nuova 23, Milano

Springer-Verlag Italia
Una società del gruppo BertelsmannSpringer Science+Business Media GmbH

© Springer-Verlag Italia, Milano 2002

http://www.springer.it

ISBN 88-470-0116-1

Quest'opera è protetta da diritto d'autore. Tutti i diritti, in particolare quelli relativi alla traduzione, alla ristampa, all'uso di figure e tabelle, alla citazione orale, alla trasmissione radiofonica o televisiva, alla registrazione su microfilm o in database, o alla riproduzione in qualsiasi altra forma (stampata o elettronica), rimangono riservati anche nel caso di utilizzo parziale. La riproduzione di quest'opera anche se parziale, è ammessa solo ed esclusivamente nei limiti stabiliti dalla legge sul diritto d'autore, ed è soggetta all'autorizzazione dell'Editore. La violazione delle norme comporta le sanzioni previste dalla legge.
L'utilizzo in questa pubblicazione di denominazioni generiche, nomi commerciali, marchi registrati, ecc., anche se non specificatamente identificati, non implica che tali denominazioni o marchi non siano protetti dalle leggi e regolamenti.
Responsabilità legale per i prodotti: gli Autori e l'Editore non possono garantire l'esattezza delle indicazioni sui dosaggi e l'impiego dei prodotti menzionati nella presente opera. Il lettore dovrà di volta in volta verificarne l'esattezza e la congruenza consultando la bibliografia di pertinenza e attenendosi, in particolare, alle istruzioni per l'uso ed alle controindicazioni contenute nei foglietti illustrativi. Eventuali terapie non specificamente previste in tali foglietti o nelle Linee Guida riportate in Bibliografia sono da intendersi sotto la diretta responsabilità del medico prescrittore.

Progetto grafico della copertina: Simona Colombo, Milàno
Impaginazione: Graphostudio, Milano
Stampato in Italia: Copy Card Center S.r.l., Milano

SPIN: 10860088

Prefazione

Capita raramente di trovare un testo dedicato ad un problema di così larga importanza come la terapia anticoagulante, nelle sue innumerevoli sfaccettature ed applicazioni, che riesca a fornire in così breve spazio e concretamente tutte le informazioni necessarie al medico, di base o specialista che sia. All'interno della vasta quantità di pubblicazioni del settore, questa si distingue per il suo contenuto, estremamente aggiornato e valido, che si associa ad una forma scorrevole ma, soprattutto, facilmente accessibile da ogni punto di vista. Da qualunque pagina si affronti un argomento si riesce a ottenere una risposta completa o quantomeno a delimitare correttamente il problema, e questo è fondamentale quando il quesito terapeutico che si è posto nella mente del medico necessita di una soluzione in tempi brevi. In primo luogo, gli autori hanno cercato di curare i particolari, dando, ad esempio, le indicazioni e le controindicazioni valide nella scelta del trombolitico, sempre in relazione alle tipologie del malato e sempre con riferimento ai tempi di osservazione del paziente, così come hanno affrontato tutti i vari momenti della terapia anticoagulante in chirurgia.

Quindi, non solo l'ematologo può agevolmente accedere alle informazioni a lui necessarie in quel momento, ma qualunque collega, anche non specialista, riesce ad ottenere in poche righe o poche pagine ciò di cui egli ha realmente bisogno.

In secondo luogo, il particolare sforzo dei colleghi autori del testo, provenienti da differenti esperienze professionali, la medicina interna, la cardiologia, l'ematologia, è stato di creare un collegamento tra le varie pubblicazioni presenti nel panorama scientifico medico, integrandole vicendevolmente e fornendo perciò un'attenzione a quesiti che restano spesso poco chiari o irrisolti. Questo libro cerca perciò, a mio avviso con successo, di rompere la barriera, spesso fitta, tra due settori, la pubblicazione aggiornata sui farmaci anticoagulanti e la loro applicazione quotidiana sul paziente, vera fonte di interesse ed attenzione per ogni buon clinico.

Questo manuale è destinato, secondo l'esperienza professionale da me maturata nel corso degli anni, a ben figurare nella tasca del camice di molti colleghi, per aiutarli ad affrontare alcuni aspetti basilari delle diverse terapie anticoagulanti, ma nel contempo per sostenerli in quell'opera di formazione clinica, fondamentale per costruire scelte autonome e valide, poi spendibili nella pratica clinica quotidiana.

Milano, Novembre 2001　　　　　　　　　　*Prof. P. M. Mannucci*

Indice

Infarto miocardico acuto 1
   Terapia trombolitica 1
   Scelta del trombolitico e schema di terapia 3
   Terapia antiaggregante ed anticoaugulante 6
Angina instabile 9
   Inibitori della Glicoproteina llb/llla piastrinica 10
Angioplastica coronarica - Impianto di stent coronarico - By-pass aorto-coronarico 11
   Angioplastica coronarica 11
   Impianto di stent coronarico 12
   Pazienti con by-pass aorto-coronarico 12
Cardiopatia ischemica cronica: angina stabile 13
Prevenzione primaria della cardiopatia ischemica 14
Scompenso cardiaco 15
Fibrillazione atriale non reumatica (FANR) 16
   Soggetti con oltre 65 anni 16
   Soggetti con meno di 65 anni ma a rischio TE 16
   Soggetti con meno di 65 anni ed assenza di fattori di rischio TE 17
   Soggetti con FA da più di 2 giorni e per i quali sia indicata cardioversione (CV) elettrica o farmacologica 17
Cardiomiopatia dilatativa - Trombosi endocavitaria 18
Protesi valvolari cardiache meccaniche 19
Protesi valvolari cardiache biologiche 20
Valvulopatie cardiache: forame ovale pervio e aneurisma setto atriale 21
   Valvulopatie mitraliche reumatiche con storia di embolismo sistematico o con FA (parossistica o cronica) o con dilatazione atriale sin (>5.5 cm) 21
   Calcificazioni dell'annulus mitralico complicate da embolismo sistemico (non documentatamente calcifico) o da FA 21

Endocardite non infettiva trombotica embolizzante
(e non embolizzante) 21
Se endocardite infettiva in presenza di protesi valvolare 21
Valvulopatie, soprattutto mitraliche, associate ad
insufficienza ventricolare sn (frazione di eiezione <50%)... 22
La TAO non dovrebbe essere impiegata 22
Patologie cerebrovascolari 23
L'ictus cerebri 23
Stenosi carotidee 24
Prevenzione primaria in soggetti di oltre 60 anni 25
Prevenzione secondaria 25
Trombosi venosa retinica. 26
Prevenzione del tromboembolismo venoso 27
Chirurgia generale a basso rischio TE 27
Chirurgia generale a medio rischio TE..................... 27
Chirurgia generale ad alto rischio TE...................... 28
Sostituzione totale dell'anca 29
Chirurgia dell'anca d'emergenza (fratture)................. 30
Sostituzione totale del ginocchio.......................... 31
Interventi ortopedici per frattura di femore 31
Durata della profilassi antitrombotica
nella chirurgia ortopedica maggiore 32
Chirurgia ortopedica mini-invasiva 32
Neurochirurgia intracranica (di elezione).................. 32
Chirurgia con controindicazione
al trattamento anticoaugulante profilattico 33
Soggetti con traumatismi a carico del midollo spinale........ 33
Traumatismi multipli 33
Prostatectomia radicale 34
Condizioni "mediche"................................. 34
Pazienti con cateteri venosi centrali a lunga permanenza 36
Terapia antitrombotica preventiva nelle patologie
occlusive arteriose periferiche ed in chirurgia vascolare 36
Trattamento del tromboembolismo venoso 39
Terapia convenzionale con eparina non frazionata
ed anticoaugulanti orali 39
Terapia con eparine a basso peso molecolare
ed anticoaugulanti orali 41

**Terapia anticoaugulante orale e anticoaugulazione
di mantenimento**... 42
Durata della TAO.. 43
    Trombosi polpaccio.................................. 43
    Trombosi venosa profonda prossimale o embolica
    polmonare, senza TE precedente (primo episodio) 43
    Trombosi/TE venoso ricorrente...................... 44
    Recidiva trombotica/TE dopo sospensione TAO 45
    Recidiva sotto TAO (INR 2.0-3.0)..................... 45
    Trattamento trombolitico 45
        Embolia polmonare............................... 45
        Filtro cavale (rimovibile)....................... 47
Occlusioni arteriose acute periferiche 49
Terapia anticoagulante e chirurgia................................. 50
Problemi associati all'uso degli anticoagulanti....................... 55
    Terapia anticoaugulante orale........................ 55
        Controindicazioni assolute 55
        Effetti collaterali 56
    Raccomandazioni in caso di sovradosaggio
    di anticoaugulanti orali e complicanze emorragiche 56
    Terapia eparinica................................... 57
        Resistenza biologica alla terapia anticoagulante 57
        Resistenza "laboristica" alla terapia eparinica 58
        Neutralizzazione dell'eparina 58
        Piastrinopenia da eparina (HIT) 60
            Clinica 60
            Provvedimenti 61
            Anticoagulanti alternativi a rapida azione 62
            Altri effetti collaterali da eparina 64
Tromboembolismo venoso in gravidanza............................ 65
    Trattamento del tromboembolismo.................... 65
        Durante la gravidanza 65
        Gestione degli anticoagulanti durante il travaglio
        ed il parto...................................... 66
        Gli anticoagulanti espletato il parto 66
        La TAO e l'eparina non controindicano l'allattamento..... 67
        Profilassi antitrombotica in gravidanza
        e durante il parto................................ 67

Coagulazione intravascolare disseminata (DIC) 71
   Aspetti terapeutici 72
Suggerimenti sul trattamento anticoagulante orale 75
   Orario di somministrazione 75
   Inizio del trattamento 75
   Prosecuzione del trattamento a partire dal 4° giorno 76
   Controllo del PT all'ottavo giorno 76
   Controllo successivo 77
   Schema settimanale 77
   Controlli successivi 78
   Cause di fluttuazione dell'INR 78
      Legate al paziente 78
      Legate al laboratorio 79
      Legate al prelievo 79
Tabella 1
   Trombolisi sistemica nell'infarto miocardico acuto 80
Tabella 2a
   Nomogramma per l'impiego dell'eparina e.v. 81
Tabella 2b
   Nomogramma per l'impiego della eparina e.v. in corso di
   trombolisi (rtPA, Reteplase) per IMA 82
Tabella 3
   Trombolisi sistemica nella embolia polmonare 83
Tabella 4
   Categorie di rischio per TE venoso 84

Bibliografia essenziale 85

Abbreviazioni utilizzate nel testo

Ab	=	anticorpo/i
ACA	=	anticorpi anticardiolipina
APSAC	=	complesso di attivazione plasminogeno-SK
aPTT	=	tempo di tromboplastina parziale attivata
ASA	=	acido acetilsalicilico
AT III	=	antitrombina III
AV	=	atrioventricolare
CV	=	cardioversione
DIC	=	coagulazione intravascolare disseminata
ECG	=	elettrocardiogramma
ES	=	calze elastiche
FE	=	frazione di eiezione
FA	=	fibrillazione atriale
HIT	=	trombocitopenia indotta da eparina
IMA	=	infarto miocardico acuto
INR	=	"international normalized ratio"
IPC	=	compressione pneumatica intermittente (gambe)
ISI	=	"international sensivity index"
LDUH	=	eparina calcica in basse dosi
LLAC	=	lupus-like anticoagulant
LMWH	=	eparine a basso peso molecolare
PT	=	tempo di protrombina
PTCA	=	angioplastica coronarica percutanea transluminale
rtPA	=	attivatore ricombinante del plasminogeno
SK	=	streptochinasi
TAO	=	terapia anticoagulante orale
TE	=	tromboembolismo, tromboembolico, trombosi e/o embolismo
TEP	=	tromboembolia polmonare
TIA	=	attacco ischemico transitorio (cerebrale)
TVP	=	trombosi venosa profonda
UK	=	urochinasi

Infarto miocardico acuto

Terapia trombolitica

Tutti i pazienti con infarto miocardico acuto (IMA) in evoluzione dovrebbero essere considerati candidati alla terapia trombolitica. La decisione di iniziare la trombolisi nel singolo caso è basata su diversi fattori:

1. **Indicazioni.** Angor prolungato (> 20 min.), resistente alla somministrazione di nitroderivati, associato a modificazioni ECG di recente insorgenza.
   - Sopraslivellamento del tratto ST di almeno 1 mm in due o più derivazioni contigue.
   - Blocco di branca sinistra.
2. **Tempo di ritardo della trombolisi.** Inteso come intervallo tra l'inizio dei sintomi e l'inizio della trombolisi.
   - Pazienti con le indicazioni di cui sopra, giunti all'osservazione entro 12 ore dall'inizio dei sintomi, dovrebbero ricevere la trombolisi.[1]
   - Il beneficio della trombolisi in termini di sopravvivenza è massimo nelle prime 3 ore e si riduce progressivamente in seguito. La trombolisi dovrebbe essere iniziata idealmente entro i primi 30 minuti dall'ingresso del paziente in ospedale. Il beneficio (riduzione della mortalità) si mantiene poi a lungo

---

[1] La trombolisi non dovrebbe venire impiegata per casi osservati dopo 13-24 ore dall'insorgenza dei sintomi. Alcuni pazienti giunti tardivamente potrebbero comunque trarre beneficio dalla trombolisi (ad es. pazienti con persistente dolore ischemico ed elevazione del ST); in tal caso, comunque, deve essere il giudizio clinico a guidare un'appropriata selezione dei pazienti.

termine (da 6 mesi fino a 10 anni).
- La presenza di angor e ST sopraslivellato persistenti, in assenza di onde Q e movimento enzimatico, costituisce indicazione alla trombolisi anche quando non sia possibile stabilire con certezza l'inizio dei sintomi.
- *Pazienti a ingresso tardivo* (giunti oltre 12 ore dall'inizio dei sintomi) non dovrebbero in genere ricevere la trombolisi, eccetto che in caso di persistenza di angor e/o sopraslivellamento di ST.

3. **Particolari sottogruppi di pazienti.**
- La trombolisi è appropriata sia nel primo episodio di IMA che nelle recidive, nei diabetici e nei pazienti di ogni età, inclusi quelli di oltre 75 anni. Il rischio di emorragie cerebrali è leggermente superiore nell'anziano, ma viene largamente compensato dalla migliore sopravvivenza.
- Non vi è al momento indicazione alla trombolisi nell'IMA con sottoslivellamento di ST isolato in assenza di sopraslivellamento associato in altre derivazioni comprese V4R, V7-V8.
- IMA con controindicazioni specifiche alla trombolisi. È indicata la angioplastica coronarica percutanea transluminale (PTCA) se, nonostante la terapia convenzionale, persiste angor e sopraslivellamento di ST, soprattutto nei casi con IMA esteso e segni di insufficienza ventricolare sinistra.

4. **Controindicazioni assolute.**
- Precedenti emorragie cerebrali in qualunque epoca;
- altri eventi cerebrovascolari nell'ultimo anno;
- malformazioni AV o neoplasie cerebrali note;
- trauma cranico negli ultimi 2-3 mesi;
- emorragie in atto (escluse le mestruazioni);
- intervento chirurgico maggiore o trauma nelle ultime 2 settimane;
- dissezione aortica;
- pericardite acuta;
- ipertensione arteriosa (180/110 mm Hg) resistente al trattamento.

5. **Controindicazioni relative** (benefici e rischi vanno valutati nel singolo caso).
- Coagulopatia o diatesi emorragica nota (es. piastrinopenia < 100 000), TAO a dose terapeutica (INR-2-3), disfunzione epatica coesistente, neoplasie;
- ulcera peptica attiva;
- storia di ipertensione arteriosa grave non controllata;
- anamnesi di pregresso evento cerebrovascolare o patologia intracranica nota non inclusa nelle controindicazioni assolute;
- emorragia recente (nelle ultime 2-4 settimane);
- intervento chirurgico maggiore o trauma recenti (> 15 giorni, < 2 mesi);
- rianimazione cardiopolmonare prolungata nei 10 giorni precedenti, se accompagnata da sospette fratture costali;
- puntura di vasi non comprimibili;
- gravidanza in atto.

Scelta del trombolitico e schema di terapia

Attualmente la grande maggioranza delle trombolisi viene effettuata con SK o rtPA, sebbene altri farmaci siano stati utilizzati con successo (APSAC, UK) o altri di nuova introduzione siano ora disponibili (Reteplase); l'agente trombolitico più usato in Europa è la SK (vedi Tabella 1 pag. 80 per i farmaci ed i dosaggi impiegati).

La SK dovrebbe essere considerata il farmaco di prima scelta dato il suo costo minimo in termini economici e di complicanze emorragiche cerebrovascolari. L'utilizzo di rtPA accelerato, per il quale è stato dimostrato un ulteriore miglioramento, piccolo ma significativo, della mortalità, deve essere valutato sulla base del rischio individuale del paziente considerando il costo più elevato ed una relativa maggiore incidenza di ictus emorragico. In particolare il rischio aumenta significativamente in presenza di due o più fattori di rischio comprendenti età > 65 anni, basso peso corporeo, ipertensione arteriosa, sesso femminile. Altrettanto dicasi per il

Reteplase, per il quale non è stato dimostrato alcun vantaggio di efficacia rispetto a SK o rtPA.

Sono stati raccomandati alcuni criteri preferenziali di impiego in sottogruppi specifici di pazienti con IMA che più si gioverebbero della trombolisi con rtPA:

- IMA esteso con interessamento di 4 derivazioni ECG;
- IMA anteriore (o inferiore con cattiva prognosi: compromissione emodinamica, disfunzione ventricolare (destro), depressione ST anteriore) se:
  a) età < 75 anni;
  b) ingresso entro la quarta (massimo sesta) ora dall'inizio dei sintomi;
- controindicazioni specifiche a SK o APSAC: allergia nota o precedente somministrazione, con livelli anticorpali presumibilmente elevati. Date le proprietà immunogene, SK o APSAC possono essere risomministrati dopo almeno 2 anni.

Dal momento che non vi è vantaggio certo di rtPA[2], la SK è da preferire in caso di:
a) età > 75 anni;
b) ingresso oltre la quarta-sesta ora;
c) piccolo IMA inferiore (D2-D3-aVF).

---

[2] Recentemente, un mutante dell'rtPA, denominato *TNK-tPA*, o *tenecteplase*, è stato impiegato in uno studio di mortalità su larga scala. I risultati indicano che il TNK, somministrabile in bolo e.v. singolo, presenta un'efficacia equivalente all'rtPA in regime accelerato, con il vantaggio di una maggiore praticità d'uso che renderebbe possibile una maggiore diffusione e rapidità d'impiego della terapia trombolitica.
PTCA nel trattamento dell'IMA (PTCA primaria). Lo scopo principale del trattamento dell'IMA è costituito dalla somministrazione rapida della terapia trombolitica. La PTCA come trattamento di prima scelta (PTCA primaria) può offrire vantaggi rispetto alla trombolisi soprattutto in particolari situazioni: 1) come strategia di riperfusione nei pazienti che sono candidati alla riperfusione ma che presentano controindicazioni alla terapia trombolitica; 2) come alternativa alla terapia trombolica nei pazienti con IMA e sopraslivellamento di ST o blocco di branca sinistra (di nuova comparsa o presunta tale) che possono essere sottoposti alla procedura entro 12 ore dall'inizio dei sintomi o più, in caso di persistenza di dolore ischemico; 3) nei pazienti che sviluppano shock cardiogeno. Il contesto organizzativo che viene richiesto come condizione all'impiego della PTCA primaria in alternativa alla somministrazione precoce della trombolisi è decisamente impegnativo e ne limita di fatto l'impiego ai pochi Centri in grado di assicura-

Il vero problema è come incrementare la diffusione della terapia trombolitica e minimizzare il ritardo tra inizio dei sintomi e terapia, piuttosto che preoccuparsi del tipo di trombolitico impiegato. In caso di **complicanze durante o dopo trombolisi**:

- **allergiche:** Idrocortisone 100 mg e.v., ripetibili;
- **emorragiche minori:** nessun provvedimento;
- **emorragiche maggiori:** reintegrazione della componente ematica carente: emazie concentrate in base alla perdita; plasma fresco congelato (PFC): 2 unità, ripetibili se INR e/o aPTT patologici (in particolare modo se > 1.5) e/o fibrinogeno < 150 mg/dl. I concentrati di Fattore IX (FIX) sono sconsigliati per l'effetto protrombotico. Le piastrine (1 sacca/10 kg peso corporeo) sono da considerarsi solo per conte inferiori a 100 000/µl. Acido tranexamico (Ugurol f. 0.5 g) 1 g ogni 6 ore o ac. epsilon amino caproico 5 g per os, seguiti da infusione di 1 g/ora, sino a controllo dell'emorragia (non oltre 8-16 g nelle 24 ore). Eventuale terapia chirurgica specifica.
- **Ipotensione e/o bradicardia da SK:** sospendere temporaneamente l'infusione di SK e di altri vasodilatatori; posizione di Trendelemburg; eventuale atropina 0.5-1 mg e.v. o s.c. (a seconda della gravità). Riprendere l'infusione lentamente sotto controllo, una volta conseguito il ripristino di valori normali di PA/FC.

---

re uno specifico ambito che includa: a) tempi brevi di applicazione della PTCA con dilatazione coronarica entro 90 (+/- 30) minuti dall'arrivo in ospedale (idealmente < 60 min); b) rapida disponibilità di personale addestrato con un tasso di successo clinico della procedura in più del 90% dei pazienti; c) esecuzione di numerose procedure (> 200 PTCA all'anno con tasso di mortalità inferiore al 10%) e disponibilità di cardiochirurgia. Pertanto sembra ragionevole che "solamente ospedali che dispongono di un avanzato programma di cardiologia interventistica possono usare la PTCA come opzione per il trattamento di routine di pazienti con i sintomi e segni classici di IMA" (Linee Guida Soc. Eur. Cardiol., 1996). Sebbene sia possibile trasferire il paziente con IMA ad un centro idoneo alla PTCA primaria, l'inevitabile ritardo nell'ottenere la riperfusione può superare i benefici aggiuntivi di tale procedura. Qualora il ritardo tra dipartimento di emergenza e PTCA sia maggiore di quanto indicato sopra, la trombolisi, seguita in un secondo tempo, da coronarografia e, se indicata, da PTCA di salvataggio, risulterebbe più vantaggiosa. Un recente studio, che attende conferma prima che le conclusioni possano essere generalizzate, fa intravedere la possibilità di ottenere buoni risultati con la somministrazione di una dose minore di trombolitico (rtPA) alla prima osservazione, seguita da rapido trasferimento a centro idoneo per la PTCA.

Terapia antiaggregante ed anticoagulante

ASA e TAO. La somministrazione di ASA (160-325 mg) è raccomandata in tutti i casi di IMA, immediatamente all'ingresso (per os o e.v.) e successivamente ogni 24 ore (per os) indefinitamente. Va somministrato anche in associazione alla trombolisi e/o all'eparina. È dimostrato che l'ASA riduce la mortalità e le complicanze tromboemboliche correlate all'IMA, sia da solo che somministrato insieme al trombolitico e/o ad eparina, con un effetto sinergico e senza peggioramento del rischio emorragico. Al momento non è stata dimostrata l'efficacia di altri antiaggreganti se non per la **ticlopidina** (250 mg x 2/die) in un piccolo studio randomizzato; questa è da impiegarsi nei casi di precedente reazione allergica grave all'ASA. In caso di controindicazione all'ASA altri impiegano o il **clopidogrel** (farmaco antiaggregante presto in commercio) o la TAO (INR 2.0-3.0). Qualora dovesse essere iniziata TAO (v. p. 75, Suggerimenti sul trattamento anticoagulante orale) l'ASA andrebbe sospeso e ripreso indefinitamente dopo la TAO, a meno che non sia presente un rischio TE molto elevato o un precedente insuccesso delle due sostanze usate singolarmente. La TAO è preferita all'ASA nella prevenzione a lungo termine nei casi a rischio TE elevato (IMA anteriore con grave disfunzione ventricolare sn - FE < 40%, scompenso cardiaco, pregresso TE, trombosi murale, FA). Lo stesso dicasi quando l'ASA sia controindicato (in attesa della commercializzazione del clopidogrel). Qualora il rischio di reinfarto e morte sia elevato la TAO (INR 2.0.-3.0) dovrebbe venire continuata per almeno 1-2 anni. Alcuni pazienti con episodi ischemici ricorrenti dopo IMA possono trarre beneficio dall'aspirina (80 mg/die) associata a TAO a bassa intensità (bersaglio INR circa 2.0; secondo alcuni autori anche 1.5).

La somministrazione precoce di ASA è raccomandabile anche in assenza di una diagnosi sicura (IMA sospetto) e nei pazienti ad ingresso tardivo dall'inizio dei sintomi (> 12 ore).

L'efficacia dell'ASA è talmente comprovata che andrebbe evitata solo in presenza di chiare controindicazioni (presenza **certa** di allergia;

recente sanguinamento gastrointestinale o intracranico) e non andrebbe negata in caso di controindicazioni relative dove i benefici sono probabilmente maggiori dei rischi (dubbia e vaga storia di allergia, sanguinamento gastrointestinale anamnestico o ulcera non recente).
Eparina e TAO. Tutti i pazienti con IMA sono candidati alla terapia iniziale eparinica.

In tutte le situazioni che non rientrino nei punti successivi, un possibile trattamento, per la prevenzione delle TVP, prevede eparina s.c. (calcica, dose **minima** 7500 UI, 0.3 ml, ogni 12 ore; oppure una LMWH (es. enoxaparina dose minima 4000 UI/die), 1 mg/kg, ogni 12 ore) inizialmente e fino a completa mobilizzazione, salvo controindicazioni (nel qual caso ricorrere a ES e/o IPC).

1. Non in associazione alla trombolisi:
- pazienti ad alto rischio di TE sistemico o polmonare (infarto Q anteriore, disfunzione ventricolare sn grave – FE < 40%, scompenso cardiaco congestizio, storia di TE polmonare o sistemico, trombosi murale cardiaca, FA) eparina e.v. (vedi Tabella 2a; aPTT ratio 1.5-2.0 circa) embricata/seguita da TAO (INR 2.0-3.0) fino a 3 mesi; a lungo termine se FA cronica. Si può anche optare per un passaggio alla eparina s.c. dopo 48 ore di eparina e.v. (calciparina 17 500 UI/0.7 ml ogni 12 ore inizialmente e poi regolata per aPTT ratio 1.5-2.0 o enoxaparina, una LMWH, 100 UI/kg, ogni 12 ore); seguirà eventualmente la TAO.

2. In associazione alla trombolisi:
- nei pazienti trattati con SK, APSAC o UK, la eparina e.v. routinaria non pare offra sicuri vantaggi ed è pertanto sconsigliata. Eparina (e.v. ed eventualmente dopo 48 ore s.c., come detto al punto sopra) può essere impiegata nei casi ad alto rischio di TE arterioso o venoso (vedi punto sopra) iniziando a distanza di circa 6-12 ore dal termine del trombolitico e/o quando il aPTT ratio sia < 2.0. Si proseguirà sino a completa mobilizzazione o cessazione del rischio TE. Se questo dovesse permanere, dalla eparina e.v. o s.c., si passerà alla TAO (ad es. a lungo termine in caso di FA);

- con rtPA (o Reteplase): l'eparina va iniziata insieme al trombolitico e l'infusione va regolata per mantenere il aPTT tra 1.5-2.0 (Tab. 2b); proseguire per 48 ore (o più nei casi ad alto rischio TE, vedi punto sopra). Dopo questo tempo di trattamento eparinico parenterale, l'eparina s.c. è indicata nei casi ad alto rischio di TE arterioso o venoso (eparina calcica 17 500 UI/0.7 ml ogni 12 ore per le prime somministrazioni - aPTT ratio 1.5/2.0, poi 12 500 UI ogni 12 ore per alcuni giorni; una LMWM, ad es. enoxaparina, 100 UI/kg, ogni 12 ore), in particolare nei casi di IMA anteriore od esteso, trombosi intraventricolare, scompenso cardiaco a bassa portata, FA, flebotrombosi anamnestica. Si potrà anche considerare il passaggio alla TAO (INR 2.0-3.0) per un periodo sino a 3 mesi (o più a seconda dei casi).

Angina instabile

ASA (300 mg): all'ingresso (per os o e.v.), poi proseguito indefinitamente (per os, 160-325 mg). Per i pazienti allergici, considerare ticlopidina 250 mg ogni 12 ore. Altre controindicazioni all'ASA nel capitolo sull'IMA. Alternativo alla ticlopidina è il clopidogrel, prodotto che sarà probabilmente commercializzato a breve (vedi nota nel paragrafo cardiopatia ischemica cronica).

Eparina sodica e.v.: infusione e.v. continua per 3-4 gg (Tab. 2a e note pp. 81-82; aPTT ratio 1.5-2.0) fino a controllo del quadro instabile o a procedura di rivascolarizzazione.

Trombolitici: da non impiegarsi a meno che l'angor non sia di durata superiore a 20 minuti e con sopraslivellamento di ST, segni fortemente indicativi di una progressione verso l'IMA.

LMWH[3]: recenti indagini cliniche (comprendenti anche IMA non Q) hanno mostrato interessanti risultati (in termini di risultati e costi complessivi) con l'associazione *enoxaparina* (100 UI/kg s.c. ogni 12 ore per 2-8 giorni) o *dalteparina* (120 UI/kg - max 10 000 UI s.c. ogni 12 ore per 5-8 giorni) ed *ASA*.

---

[3] I vantaggi delle LMWH sulla eparina non frazionata starebbero nella migliore biodisponibilità, nel minor legame con le proteine tissutali e plasmatiche, nella minore inibizione da parte delle piastrine attivate (legame con fattore piastrinico 4), con una più efficace riduzione della generazione trombinica in loro presenza, nella minore incidenza di piastrinopenia; ne risulterebbe così un effetto più duraturo, costante, prevedibile, fors'anche maggiore. In definitiva, dagli studi fin qui disponibili, si può ritenere che l'enoxaparina e la dalteparina, possano dimostrare un'efficacia sovrapponibile all'eparina non frazionata. Pertanto, *enoxaparina e dalteparina* sono state recentemente approvate con l'indicazione al trattamento dell'angina instabile e dell'IMA non Q. Esse vanno sempre impiegate in associazione ad ASA.

Inibitori della Glicoproteina IIb/IIIa piastrinica

Recentemente sono stati impiegati per il trattamento dell'angina instabile o dell'IMA non-Q (non associati a sopraslivellamento di ST) alcuni farmaci inibitori del recettore piastrinico glicoproteico GP IIb/IIIa (come l'Eptifibatide e il Tirofiban). Questi farmaci antagonisti della GP IIb/IIIa inibiscono la via finale comune dell'aggregazione piastrinica in quanto interferiscono con il legame del fibrinogeno al recettore piastrinico GP IIb/IIIa. Il trattamento con Eptifibatide o Tirofiban ha mostrato i migliori risultati nei pazienti ad alto rischio, ossia con sicure alterazioni ischemiche dell'ECG (in particolare, sottoslivellamento di ST), positività della troponina o con ischemia refrattaria, nei pazienti diabetici e in quelli che potrebbero essere sottoposti a PTCA precoce.

Recentemente, *Eptifibatide e Tirofiban* sono stati approvati per la prevenzione, a breve termine, dell'IMA nei pazienti con angina instabile o IMA non Q, in presenza di dolore anginoso nelle ultime 24 ore (per Eptifabitide) o 12 ore (per Tirofiban), modificazioni ischemiche dell'ECG e/o elevazione degli enzimi cardiaci. L'Eptifibatide e il Tirofiban vanno somministrati in infusione endovenosa e non sono antigenici; essi vanno sempre impiegati in assenza di controindicazioni maggiori per il rischio di sanguinamento (vedi Terapia Trombolitica), si somministrano in associazione ad ASA ed eparina e.v. (con la quale possono essere infusi insieme). Per il Tirofiban l'incidenza di piastrinopenia grave (inferiore a 50 000/µL) è stata solamente dello 0.3%.

Angioplastica coronarica
Impianto di stent coronarico
By-pass aorto-coronarico

Angioplastica coronarica

ASA (325 mg) almeno 2 ore prima della procedura e proseguito indefinitamente al dosaggio di 160-325 mg/die. Nei pazienti allergici, ticlopidina (250 mg x 2/die), da iniziarsi almeno 24 ore prima della manovra, o a breve il clopidogrel 75 mg/die. Nel corso della procedura, è abitualmente associata agli antiaggreganti l'eparinizzazione sistemica (impiego di un bolo di 7000 UI per le femmine e 8000 UI per i maschi, con controllo del tempo di coagulazione attivata/ACT - target attorno a 300 sec - ed eventuali boli aggiuntivi da 2000 a 5000 UI nel caso che questo allungamento dell'ACT non sia stato raggiunto; non è consigliata l'eparinizzazione postprocedurale)[4].

---

[4] In casi selezionati (angina instabile, situazioni ad alto rischio), è indicato un farmaco inibitore del recettore piastrinico per il fibrinogeno (GP IIb/IIIa), l'Abciximab. Si tratta di un anticorpo monoclonale composto da una porzione Fab murina variabile legata a una regione umana costante. Questa molecola è da prendere in considerazione nell'angioplastica primaria per IMA. Il suo impiego richiede una ridotta eparinizzazione sistemica (bolo 70 UI/kg; target tempo di coagulazione attivata, 200 sec.). Nell'1% -5% dei pazienti trattati è stata riscontrata una trombocitopenia (in alcuni casi acuta e molto grave). L'effetto biologico è di durata protratta e ciò protrebbe costituire uno svantaggio in caso di intervento chirurgico d'emergenza o di sanguinamento inarrestabile.

Impianto di stent coronarico

ASA (325 mg) almeno 2 ore prima della procedura. Nel corso dell'impianto è abitualmente impiegata l'eparinizzazione sistemica (come per l'angioplastica; vedi sopra). Nel postimpianto un trattamento combinato per 4 settimane con ASA (100 mg x 2/die o 325 mg in monosomministrazione) e ticlopidina (250 mg x 2/die) riduce l'incidenza di restenosi a 30 giorni rispetto ad ASA più TAO, ed è consigliato nei pazienti a maggior rischio di trombosi dello stent (altrimenti la ticlopidina 250-500 mg/die puo essere data per un tempo minore, ma superiore comunque alle 2 settimane). Una alternativa alla ticlopidina potrà essere il clopidogrel al dosaggio di 75 mg/die. Dopo questo periodo si passa al solo ASA (160-325 mg/die) da proseguire indefinitamente.[5]

Pazienti con by-pass aorto-coronarico

Vengono trattati a tempo indefinito con ASA: 160-325 mg/die per l'innesto di arteria mammaria interna (non nell'immediato periodo perioperatorio), 325 mg/die per l'innesto di vena safena (iniziare 6 ore dopo l'intervento, o appena possibile in base alla emostasi post-chirurgica). In alternativa, se allergia all'ASA, ticlopidina 250 mg ogni 12 ore (iniziando 48 ore dopo l'intervento).

---

[5] Nonostante l'effetto favorevole a 30 giorni, tale trattamento combinato non ha dimostrato alcuna influenza favorevole nel ridurre la trombosi dello stent a una distanza di 6 mesi rispetto a diverse terapie (con ASA da sola oppure con la TAO oppure con Abciximab). Numerosi studi sono in corso alla ricerca di un trattamento farmacologico sistemico o locale intracoronarico che possa esplicare un valido effetto preventivo sulla restenosi. In pazienti ad alto rischio di trombosi dello stent, alcuni consigliano l'aggiunta di una LMWH alla terapia postimpianto suggerita.

Cardiopatia ischemica cronica: angina stabile

ASA (160-325 mg per os) indefinitamente, in caso di angina stabile o evidenza clinica o strumentale di cardiopatia ischemica cronica compreso pregresso IMA. L'uso di ASA dopo IMA riduce la probabilità di un nuovo evento del 29% circa.

Non esiste prova di una maggiore efficacia di **altri antiaggreganti** rispetto all'ASA per mancanza di studi specifici. Per i pazienti allergici considerare ticlopidina 250 mg x 2/die. In questo caso, per la possibile comparsa di neutropenia (2.4% circa), in alcuni casi grave (1%), è d'obbligo controllare la crasi ematica (con particolare attenzione a globuli bianchi e piastrine) prima di iniziare la terapia, ogni 15 giorni durante i primi tre mesi ed in seguito periodicamente. È anche bene controllare periodicamente la funzionalità epatica.[6]

La TAO è indicata nei casi complicati da TVP, eventi embolici, FA cronica, evoluzione cardiaca dilatativa o aneurismatica, trombosi endoventricolare.

---

[6] Recentemene il già citato analogo della ticlopidina (clopidogrel) ha dimostrato un piccolo ma significativo vantaggio sull'ASA nel ridurre l'incidenza di nuovi eventi infartuali e cerebrovascolari. Ciò in assenza di neutropenia grave.

Prevenzione primaria della cardiopatia ischemica

Non è indicata la terapia con ASA nei soggetti con meno di 50 anni senza storia di IMA, stroke o TIA. Si può considerare (ed alcuni consigliano) una terapia con ASA (80-325) nei soggetti di oltre 50 anni con almeno un fattore di rischio cardiovascolare maggiore (ad es. iperlipidemie, ipertensione arteriosa, fumo, diabete mellito, familiarità, patologia aterosclerotica in atto in altre sedi, obesità). In caso di maschi con rischio cardiovascolare elevato la TAO (INR bersaglio 1.5) rappresenta una alternativa alla aspirina. Per maschi a rischio molto elevato considerare ASA (75-80 mg/die) associato a TAO (INR bersaglio 1.5). La ticlopidina non è indicata per la prevenzione primaria.

Scompenso cardiaco

Non vi sono evidenze relative ad un effetto positivo dell'ASA sulla sopravvivenza dei pazienti con scompenso cardiaco. Il suo impiego è discrezionale a meno che lo scompenso non sia relato ad una cardiopatia ischemica cronica, alla quale si rimanda. In caso di sviluppo di insufficienza renale in pazienti trattati con ACE inibitori ed ASA, quest'ultimo va sospeso.

Pur in assenza di sicure evidenze, è consigliabile l'utilizzo della TAO[7] (INR 2.0-3.0, salvo indicazione diversa dettata dalla malattia di base) nei pazienti con spiccata cardiomegalia o depressa frazione di eiezione ventricolare sinistra (fortemente consigliata per FE < 20%-25%, suggerita anche per FE < 40%), anche se in ritmo sinusale (vedi a riguardo il capitolo sulla cardiopatia dilatativa).

L'eparina sottocutanea (dosaggi differenziati a seconda del rischio TE del singolo paziente: LDUH 0.2/0.3/0.4 ml -5000/7500/10 000 UI ogni 12 ore, s.c.; LMWH, ad es. dalteparina 0.2/0.4 ml -2500/5000 UI o enoxaparina 0.2/0.4 ml -2000/4000 UI o nadroparina 0.3/0.4 ml -3075/4100 UI ogni 24 ore, s.c.) è usata come profilassi per le trombosi venose profonde in pazienti con scompenso cardiaco allettati (o che ricevano una terapia diuretica aggressiva), mentre la TAO è da preferirsi nel trattamento a lungo termine. L'eparina e.v. o s.c. a dosaggio pieno è indicata nei pazienti ospedalizzati ad alto rischio trombo-embolico (ad es. FA acuta con dilatazione atriale e/o ventricolare sinistra sn).

---

[7] La TAO (a partire da INR > 1.3) ha dimostrato di ridurre significativamente gli indicatori laboratoristici di ipercoagulabilità, F1+2 e D dimero.

Fibrillazione atriale non reumatica (FANR)

Soggetti con oltre 65 anni

È attualmente consigliata una TAO a lungo termine (INR 2.0-3.0) indipendentemente dalla presenza di altri fattori di rischio TE. Non è stato riscontrato un significativo aumento del rischio emorragico. I pazienti che non vogliono sottoporsi a TAO, quelli a rischio emorragico elevato, quelli a bassa "compliance" per una simile terapia, quelli ad elevato rischio di cadute/traumi, dovrebbero venire trattati con ASA (325 mg/die) o altro antiaggregante se vi sia allergia alla aspirina. Considerare pure in questi casi o una anticoagulazione più blanda (INR 1.5-2.5, target 2.0 anzichè 2.5) o l'impiego di minidosi di warfarin (1.0-1.25 mg/die) possibilmente associate ad ASA a basso dosaggio.

Soggetti con meno di 65 anni ma a rischio TE

TAO (INR 2.0-3.0) a lungo termine in *presenza* di anche uno solo dei seguenti *fattori di rischio TE*: pregresso TE, pregresso TIA o ictus cerebri, ipertensione arteriosa, diabete mellito, calcificazioni dell'annulus mitralico ed altre valvulopatie su base anche non reumatica, cardiopatia ischemica, atrio sn di dimensioni superiori ai 5.5 cm in ecocardiografia, scompenso cardiaco o semplicemente frazione di eiezione ventricolare sn. inferiore a 50%, cardiopatia ischemica cronica, tireotossicosi.

Soggetti con meno di 65 anni ed assenza di fattori di rischio TE

Prendere in considerazione l'astensione da qualsiasi trattamento oppure (probabilmente meglio) l'ASA a basso dosaggio (> 50 mg/die).

Soggetti con FA da più di 2 giorni e per i quali sia indicata cardioversione (CV) elettrica o farmacologica

TAO (INR 2.0-3.0) per 3 settimane prima della CV e per 4 settimane poi (di persistente ritmo sinusale). La TAO pre-CV può essere evitata solo quando una ecocardiografia transesofagea risulti negativa per trombi intracavitari (alcuni suggeriscono che l'indagine venga prudenzialmente eseguita sotto eparinizzazione e.v.).

La TAO non è indicata nelle tachicardie sopraventricolari o nella FA datante **sicuramente** meno di 2 giorni ed in procinto di CV. Nelle altre aritmie ipercinetiche sopraventricolari, compreso il flutter atriale, l'indicazione all'eparina/TAO sussiste solo nei casi di aritmia cronica o che presentino anche fasi di FA. Alcuni autori, nel caso di un flutter atriale che necessiti una CV elettrica, consigliano di comportarsi, in merito alla terapia antitrombotica, come per la FA.

In presenza di esteso **infarto cerebrale e FA** (soprattutto se relata a valvulopatia mitralica), considerare già nei primi giorni, vista la probabile patogenesi cardio-embolica, una terapia eparinica (vedi Tabella 2a pag. 81, aPTT ratio 1.5-2.0; **evitare il bolo iniziale**) embricata poi con TAO (INR 2.0-3.0); ciò a patto che la TAC sia negativa per evoluzione emorragica ad almeno 48 ore dall'insorgenza dei sintomi. Posticipare questo approccio (14 giorni dall'esordio) nei casi di infarto massivo (soprattuto embolico) o di grave ipertensione arteriosa. Qualora la FA non sia su base valvolare (basso rischio di recidiva TE precoce) è indicato lo stesso approccio ma con instaurazione della TAO (senza carico), senza precedente eparinizzazione.

Cardiomiopatia dilatativa
Trombosi endocavitaria

La TAO (INR 2.0-3.0) è indicata già dalla diagnosi e sempre entro il primo anno da questa. La TAO è consigliata anche in assenza di altri fattori di rischio TE locali o sistemici. A sostegno di ciò ricordiamo che il rischio di trombosi endocavitaria ed embolizzazione è del 30%-50% e che circa il 7% di questi soggetti muore per TEP.

In caso di **trombosi endocavitaria** (se relata a cardiopatia dilatativa comportarsi come al punto precedente) la TAO (INR 2.0-3.0) andrà obbligatoriamente continuata o sino a scomparsa della stessa o quanto meno sino a valutazione ecocardiografica transesofagea che ne documenti l'avvenuta "stabilizzazione". La durata della terapia richiede ovviamente la valutazione della situazione locale cardiaca causa della trombosi ed eventualmente predisponente ad una recidiva. Un tempo minimo di trattamento di 3 mesi è comunque obbligatorio, suggerendo la maggior parte degli autori una anticoagulazione per 1-2 anni o addirittura a lungo termine.

Nel caso di pazienti con **cardiopatia dilatativa** non ancora sotto TAO ed allettati, intervenire, per quanto concerne l'uso della eparina, secondo i suggerimenti riportati al terzo punto del capitolo "scompenso cardiaco". Una TAO a tempo indefinito è poi fortemente consigliata (vedi sopra).

Protesi valvolari cardiache meccaniche

Nella maggior parte delle protesi è consigliata una TAO con INR tra 3.0 e 4.0 ("bersaglio" 3.5), anche se alcuni autori (statunitensi), nei casi a basso rischio (vedi avanti), accettino anche un INR bersaglio minore (2.5).

A **minor rischio TE (ed emorragico)** sono i pazienti con meno di 50 anni, con protesi meccaniche in sede aortica o a disco basculante o bilembo, con atrio sn di normali dimensioni, ritmo sinusale, FE cardiaca normale. A maggior rischio sono i soggetti più anziani, quelli con protesi meccaniche mitraliche, quelli con vecchie protesi a palla e gabbia metallica, quelli con doppie protesi, quelli con FA e quelli con diminuita frazione di eiezione ventricolare sn.

Per **soggetti a rischio emorragico elevato** (anziani, insufficienza renale, storia di emorragia gastrointestinale, ecc.) INR 2.0/2.5/3.0 con o senza (casi estremi) la aggiunta di ASA (80-100 mg/die) o dipiridamolo (225-300 mg/die) quando sia documentata allergia all'aspirina o sanguinamenti gastrici anche a basso dosaggio.

Per **soggetti con TAO non ben monitorabile** e con INR che spesso scende al di sotto del range ottimale, aggiungere ASA o dipiridamolo (vedi sopra).

In caso di **eventi TE in corso di corretta anticoagulazione** pensare all'aggiunta ("costosa" in termini emorragici) di ASA (80-100 mg/die) e/o dipiridamolo (vedi sopra).

Protesi valvolari cardiache biologiche

Da impiegarsi TAO (INR 2.0-3.0; probabilmente sufficiente 2.0-2.5) per i 3 mesi successivi all'impianto. Viene fatto seguire ASA (160 mg circa), in assenza di FA, soprattutto per le protesi valvolari biologiche mitraliche. Nel caso delle aortiche ciò è opzionale (sempre in assenza di FA), anche se consigliabile.

Bioprotesi e FA (o trombi intracavitari o eventi embolici o atriomegalia sn > 5.5 cm in eco M-mode): a seconda dei casi TAO con INR 2.0-3.0 dai 12 mesi al trattamento permanente.

Valvulopatie cardiache: forame ovale pervio e aneurisma setto atriale

Valvulopatie mitraliche reumatiche con storia di embolismo sistemico o con FA (parossistica o cronica) o con dilatazione atriale sin (> 5.5 cm)

Obbligatoria la TAO a tempo indeterminato con INR 2.0-3.0. Se vi sia recidiva embolica sotta TAO adeguata, prendere in considerazione l'uso adiuvante di ASA (80-100 mg/die) o ticlopidina (250 mg ogni 12 ore) o dipiridamolo (400 mg/die) o in futuro clopidogrel. La TAO è fortemente consigliata anche se non sussistono questi fattori di rischio

Calcificazioni dell'annulus mitralico complicate da embolismo sistemico (non documentatamente calcifico) o da FA

TAO come sopra.

Endocardite non infettiva trombotica embolizzante (e non embolizzante)

Eparina e poi TAO.

Se endocardite infettiva in presenza di protesi valvolare

Proseguire la TAO.

Valvulopatie, soprattutto mitraliche, associate ad insufficienza ventricolare sn (frazione di eiezione < 50%)

TAO (INR 2.0-3.0) a tempo indefinito.

La TAO non dovrebbe essere impiegata:

- nelle valvulopatie aortiche senza concomitante valvulopatia mitralica, FA, storia di embolismo, o insufficienza ventricolare sn; quando vi sia questa associazione TAO come sopra;
- nel prolasso mitralico senza embolismo, TIA cerebrali inspiegati o presenza di FA; in presenza di queste associazioni, a seconda dei casi, ASA 160-325 mg/die (TIA) o TAO INR 2.0-3.0 (TE, FA, TIA resistenti all'ASA);
- calcificazioni dell'annulus mitralico senza storia embolica o presenza di FA;
- nella endocardite infettiva (su bioprotesi o valvole native) in ritmo sinusale e non complicata (nel caso di emboli settici la terapia anticoagulante-eparinica inizialmente è limitata alle sole situazioni più gravi, ad es. embolia polmonare massiva, a causa dell'elevato rischio emorragico cerebrale);
- forame ovale pervio e aneurisma setto atriale asintomatici senza storia di TE, FA, TIA. Se invece sussiste questa associazione, o TAO o trattamento chirurgico.

Patologie cerebrovascolari

I **TIA** andrebbero affrontati, tanto nei maschi quanto nelle femmine, con ASA (50-325 mg/die), e, nel caso di sua intolleranza o inefficacia, con ticlopidina (250 mg due volte al dì o, probabilmente tra breve, con clopidogrel 75 mg/die). Il ruolo della TAO (INR 2.0-3.0) non è ancora ben definito ed essa va considerata come terza linea nelle forme recidivanti nonostante l'uso di antiaggreganti (in soggetti senza anamnesi di emorragie). Pure di terza linea le associazioni ASA (25 mg)-dipiridamolo (200 mg) ogni 12 ore, TAO-ASA (a basse dosi) e ASA (a basse dosi)-clopidogrel (75 mg/die).

L'ictus cerebri

L'ictus cerebri[8] è abitualmente affrontato come segue:

---

[8] Dai dati attualmente disponibili non è ancora estensivamente consigliato l'uso della *trombolisi nell'ictus*. Le frequenti complicanze emorragiche hanno portato a sospensione tre recenti sperimentazioni con la SK. Per quanto concerne la rtPA la FDA ne ha recentemente approvato l'uso nell'ictus ischemico acuto (pazienti di età >18 anni, diagnosi clinica di ictus cerebri con evidente deficit neurologico, insorgenza entro le 3 ore dal trattamento, TAC di base senza fatti emorragici). La *finestra terapeutica* suggerita è stretta (entro 3 ore dall'inizio dei sintomi) ed il *dosaggio* è quello dello studio NINDS (0.9 mg/kg e.v. sino a 90 mg massimi, 10% come bolo in 1 min. ed il resto in 60 min.). Dopo il trombolitico monitorare la PA che non dovrà superare i 180/105. Si dovranno evitare antitrombotici per almeno 24 ore. *Controindicazioni* sono una ipertensione arteriosa (> 185/110), sintomi neurologici minori o in recupero spontaneo, convulsioni all'esordio dell'ictus, terapia eparinica o TAO con PTT ed INR > 1.3 e 1.7, iper o ipoglicemia (> 400, < 50), puntura lombare entro 1 settimana. Per altre possibili controindicazioni riferirsi a quanto detto nel capitolo trombolisi ed IMA. Non è consigliato l'uso di ASA o anticoagulanti quanto meno nelle prime 24 ore dopo la trombolisi. Il rischio di infarcimento emorragico è aumentato, particolarmente nei pazienti con segni precoci di infarto alla TAC (da eseguirsi ovviamente sempre prima di considerare questo approccio terapeutico). La riduzione significativa della mortalità e della disabilità nel gruppo rtPA (vs placebo) rendono la trombolisi meritevole di ulteriori studi controllati.

- *Ictus trombotico "completo"*: somministrazione (immediata, al massimo entro 48 ore) o di ASA (160-325 mg, eventualmente e.v.) o di ticlopidina (250 mg ogni 12 ore). Controindicazioni assolute sono la concomitante trombolisi, la TAO, il trattamento pieno eparinico e.v. È ammesso l'uso contemporaneo di bassi dosaggi eparinici s.c.
- *Ictus trombotico in progressione*: soprattutto se del circolo vertebrobasilare, è ragionevolmente trattato (entro le 48 ore dalla insorgenza ed a TAC negativa. per infarcimento emorragico) con eparina (Tab. 2a, pag. 81, aPTT ratio 1.5-2.0; evitare il bolo iniziale) per 3-5 giorni, con passaggio poi agli antiaggreganti.
- Per l'*ictus TE* (tipicamente associato a FA, ma anche a protesi valvolari meccaniche, trombi intracardiaci, valvulopatie, scompenso cardiaco) vedi quanto detto al sesto punto del capitolo sulla FA. Se era in corso una TAO (magari sottodosata) è ragionevole passare in fase acuta all'eparina e.v.
- Per la profilassi del TE venoso in pazienti allettati per ictus cerebri vedi il capitolo specifico.[9]

Stenosi carotidee

- *Superiori al 70%, sintomatiche* (TIA, ictus minori): considerare una endoarterectomia chirurgica (l'angioplastica è sperimentale) eseguita sotto trattamento aspirinico (da 80 mg/die a 650 due volte al dì) da proseguire indefinitamente.
- *Stenosi minori ma sintomatiche*: vedi primo punto.
- *Stenosi asintomatiche*: terapia dei fattori di rischio cardiovascolari, ASA se possibile. È controversa la endoarterectomia in presenza di stenosi gravi asintomatiche.

---

[9] *LMWH ed ictus*: è un approccio in corso di valutazione. Una recente indagine randomizzata ed in doppio cieco, di confronto placebo-nadroparina (0.4 ml/4100 UI una o due volte al dì) ha mostrato a 6 mesi un miglior recupero neurologico nei trattati (con andamento più favorevole nel gruppo a doppia somministrazione), con rischio emorragico sovrapponibile al gruppo di controllo.

Prevenzione primaria in soggetti di oltre 60 anni

ASA 75-325 mg, se presenza di fattori di rischio cardiovascolare maggiore.

Prevenzione secondaria

- *Eventi ischemici cerebrali aterotrombotici* (ictus o TIA pregressi): ASA 50-325 mg/die, salvo controindicazioni. In alternativa ticlopidina 250 mg ogni 12 ore o l'antiaggregante di prossima introduzione clopidogrel (75 mg/die) o ASA e dipiridamolo. Non sono disponibili dati sufficienti sulla efficacia della TAO nella prevenzione secondaria. È per altro certo che con INR > 3.0 il rischio emorragico cerebrale supera qualsiasi beneficio.
- *Eventi ischemici cerebrali cardioembolici*: TAO con INR 2.0-3.0, quale che sia la causa cardiaca dell'embolismo.

Trombosi venosa retinica

Il ruolo della TAO cosí come degli altri anticoagulanti e antiaggreganti, non è stato ancora stabilito. Quando questa patologia accompagni/complichi una sindrome da anticorpi antifosfolipidi, la TAO è invece raccomandata (INR 3.0-4.0 probabilmente più efficace di INR a target 2.5).

Prevenzione del tromboembolismo venoso

Ad oggi non esistono strumenti od esami predittivi del rischio di TVP o TEP nei pazienti chirurgici. Soprattutto i fattori di rischio clinici sono stati ampiamente valutati in studi epidemiologici controllati. Si rimanda alla Tabella 4 (p. 84) per le categorie di rischio per il TE venoso.

Chirurgia generale a basso rischio TE

Deambulazione precoce.

Chirurgia generale a medio rischio TE

LDUH (5000 UI/0.2 ml) s.c. 2 ore prima ed ogni 12 ore dopo l'intervento; **LMWH** s.c. almeno altrettanto efficaci (ma a costo circa doppio) e somministrabili 1 volta al dì con minori ematomi nella sede di inoculo (dalteparina, 2500 UI/0.2 ml 1-2 ore prima ed ogni 24 ore dopo l'intervento; enoxaparina, 2000 UI/0.2 ml somministrata analogamente; nadroparina 3075 UI/0.3 ml 2-4 ore prima ed ogni 24 ore dopo). Proseguire sino a mobilizzazione completa. ES e/o **IPC** (meglio se iniziata durante l'intervento) sono possibili alternative o meglio aggiunte a quanto prima detto.

N.B. La chirurgia mini-invasiva è pure a rischio TE (ad es. la colecistectomia in videolaparoscopia è gravata da una prevalenza di TVP distale di 11%-18% circa), e richiederà pertanto la stessa profilassi.

Chirurgia generale ad alto rischio TE

LDUH s.c. (5000 UI/0.2 ml) 2 ore prima ed ogni 8 ore dopo l'intervento (se **rischio TE molto elevato** calciparina 3.500/5.000 UI ogni 8 ore nel preintervento, con regolazione delle dosi nel postintervento (con aggiunta o sottrazione di 500/1000 UI) in modo da mantenere il aPTT ratio al limite superiore della norma (1.3 circa). Dosi totali richieste circa 15000-20000 UI/die). Efficacia equivalente o di poco superiore (soprattutto minori ematomi della ferita chirurgica) per le **LMWH** (dalteparina ed enoxaparina 0.4 ml - rispettivamente 5000 e 4000 UI - s.c. 10-12 ore prima ed ogni 24 ore dopo; nadroparina 4100 UI/0.4 ml 2-4 ore prima ed ogni 24 dopo). In casi selezionati, anche ad altissimo rischio TE, TAO (INR 2.0-3.0) **perioperatoria** (vedi successivamente per quanto riguarda la chirurgia dell'anca). Proseguire sino a mobilizzazione completa. In pazienti proni a complicanze emorragiche a livello della ferita operatoria tali da controidicare la profilassi eparinica può anche considerarsi la IPC eventualmente associata a **destrano intraoperatorio** (PM 40 000 o 70 000; uso e.v.; controindicato nello scompenso cardiaco e nell'insufficienza renale. Somministrazione: ad es. Solplex 40 o Eudextran, entrambi in commercio in soluzione fisiologica o glucosata, quest'ultima preferibile quando si tema un eccessivo apporto elettrolitico – 500 ml in 4-6 ore iniziando durante l'intervento e proseguendo per 2-5 giorni nel periodo postoperatorio; **rischio allergico importante**, seria anafilassi, 0.6%, e reazioni pericolose per la vita 0.2%). La IPC è anche consigliata, **in associazione al trattamento eparinico o anticoagulante orale,** nei pazienti di chirurgia generale a **rischio molto elevato** con fattori di rischio TE multipli.

La **chirurgia nei pazienti oncologici** (mammella, ginecologia, addome) rientra in questo punto. La prevalenza di TVP è molto elevata, potendo arrivare ad interessare fino ad 1/3 dei pazienti, pur se spesso è clinicamente silente (ed il rischio è aumentato nei pazienti sotto chemioterapia o con catetere venoso centrale). Le LMWH hanno efficacia clinica lievemente superiore, pur se statisticamente non significativa, delle **LDUH** (vedi sopra, per i dosaggi). Per altro sono associate ad un minor rischio di sanguinamento perioperatorio. È suggerita nel postintervento una rapida embricazione con TAO, che sarà da proseguire in modo diversificato a seconda del rischio TE ed emorragico del paziente (range INR suggeriti a seconda delle situazioni: 1.5-2.5, 2.0-3.0).

Sostituzione totale dell'anca

È un'intervento ad elevato rischio di TE; per questo motivo è opportuno utilizzare l'anestesia spinale o epidurale, vista la loro provata efficacia e sicurezza. L'aspirina da sola non si è rivelata efficace. **LMWH** (varie opzioni: dalteparina 5000 UI ed enoxaparina 4000 UI, 0.4 ml, s.c. 8-12 ore prima ed una somministrazione die da iniziarsi non prima di 12 ore dopo l'intervento; enoxaparina 3000 UI/0.3 ml s.c. due volte al dì iniziando 12-24 ore dopo l'intervento; nadroparina 40 UI/Kg 12 ore prima, idem 12 ore dopo e poi ogni 24 ore, da aumentarsi a 60 UI/Kg dal quarto giorno) sicuramente più efficaci delle **LDUH** s.c. a dosaggio fisso e forse più efficaci anche delle **LDUH** a dosaggio regolato su ratio aPTT (vedi sopra). Efficacia simile (ma non praticità/affidabilità simile) per la TAO **perioperatoria**, ad es. 1 (compressa) di warfarin, 5 mg, somministrata, a seconda delle diverse esperienze cliniche, la mattina o la sera (cosa che permette di valutare le eventuali emorragie intraoperatorie prima della TAO) dell'intervento o il giorno successivo, e dose quotidiana poi calcolata per raggiungere un INR tra 2.0 e 3.0 il quinto giorno dall'intervento; oppure acenocumarolo 1 cp, 4 mg, la sera prima dell'intevento, 3/4-1/2 cp, 3-2 mg, la sera dopo e secondo INR poi (vedi prima); proseguire abitualmente per 4-6 settimane. ES e soprattutto **IPC** pare non guastino come coadiuvanti, quando possibile (**in associazione alle LMWH** nei casi ad altissimo rischio). In pazienti proni a complicanze emorragiche a livello della ferita operatoria tali da controidicare la profilassi eparinica può anche considerarsi la **IPC** eventualmente associata a

destrano intraoperatorio (vedi sopra). Ricordiamo comunque come la migliore terapia anticoagulante, cioè le LMWH, sia ancora associata ad una prevalenza del 15% di TE residuo.[10]

Chirurgia dell'anca d'emergenza (fratture)

Sono fattori di aggravamento del rischio l'età elevata ed il traumatismo multiplo. Risultati modesti, cioè prevalenza residua del 22% di TVP, con tutti i farmaci provati, pur in presenza di studi di limitato valore (III, IV e V livello). La terapie che tuttavia hanno dimostrato efficacia sono le **LMWH** (vedi sopra) o in misura minore, la TAO (vedi sopra; qualora la TAO sia in corso da un tempo maggiore di quanto detto per il trattamento perioperatorio è ammissibile, ed auspicabile, che l'intervento sia eseguito con un INR attorno a 1.3-1.5).[11]

N.B. Il trattamento profilattico (quale che sia) va iniziato già alla prima osservazione medica ed è indipendente dalla età del paziente.

---

[10] Una sperimentazione clinica ha rilevato un'associazione tra uso di dalteparina ed aumentata richiesta trasfusionale postoperatoria.
Farmaci alternativi, per questa indicazione, in attesa di più estese validazioni cliniche, sono: 1) *irudina ricombinante*; un ampio studio (2079 pazienti) in doppio cieco, randomizzato, di confronto con una LMWH, l'enoxaparina, mostrava nel gruppo irudina (15 mg s.c. ogni 12 ore, iniziata 30 min. prima dell'intervento, senza controlli di laboratorio) una significativa riduzione di eventi TE, senza maggior rischio emorragico. Analoga efficacia per la *bivalirudina* 1.0 mg/kg s.c. ogni 8 ore, iniziata nel postintervento. 2) di recente approvazione è poi il *danaparoid sodico* (un eparinoide), al dosaggio di 750 UI due volte al giorno, s.c. iniziato 1-2 ore prima dell'intervento.

[11] Ha mostrato una significativa riduzione della incidenza di TE/TEP uno screening preoperatorio con angiorisonanza venosa ed impianto di filtro cavale preoperatorio (con TAO postoperatoria) nei pazienti con trombosi venosa, anche se silente.

Sostituzione totale del ginocchio

È un intervento ad elevato rischio di TVP. Tutte le terapie anticoagulanti (TA) hanno dimostrato un'elevata prevalenza di TVP. Tuttavia, risultati soddisfacenti sono ottenuti con le **LMWH**. Le **LMWH** (dalteparina 5000 UI ed enoxaparina 4000 UI, 0.4 ml, s.c. 8-12 ore prima ed 1 somministrazione die da iniziarsi 12-24 ore dopo l'intervento a seconda del sanguinamento intraoperatorio e da procrastinare comunque sino al termine di un eventuale sanguinamento post-operatorio; enoxaparina 3000 UI/0.3 ml s.c. due volte al dì iniziando 12-24 ore dopo l'intervento; nadroparina 40 UI/kg 12 ore prima, idem 12 ore dopo e poi ogni 24 ore, da aumentarsi a 60 UI/kg dal quarto giorno; nadroparina 0.3 ml/3075 UI la sera prima dell'intervento e 60 UI/kg ogni 24 ore poi) sono sicuramente più efficaci delle **LDUH** s.c. a dosaggio fisso nonchè della TAO perioperatoria. È scarsamente efficace la compressione elastica, mentre lo è la **IPC in associazione a LMWH**, nei casi ad altissimo rischio.

Interventi ortopedici per frattura di femore

LMWH (*vedi sostituzione di anca*) forse meglio di **LDUH** a dosaggio fisso; efficacia simile (ma non praticità/affidabilità simile) per la TAO perioperatoria; la **IPC** utile coadiuvante nei casi ad altissimo rischio.[12]

---

[12] Il trattamento va iniziato già alla prima osservazione medica e non solo in concomitanza con l'intervento (che spesso è procrastinato di giorni, ad es. per tenere il paziente in trazione). Ricordiamo come queste indicazioni valgano indipendentemente dalla età dei pazienti.

Durata della profilassi antitrombotica nella chirurgia ortopedica maggiore

In realtà è ancora da determinare con vasti studi epidemiologici. Gli studi ad oggi noti dimostrano la necessità di un mese di terapia anticoagulante, sia orale che con LMWH, a partire dall'intervento, vista la dimostrata formazione di trombi asintomatici durante tutto quel periodo (seppure sia massima la formazione di trombi dal secondo al settimo giorno). Ricordare tra l'altro che spesso la TVP si sviluppa in ospedale, ma diviene sintomatica al domicilio.

Chirurgia ortopedica mini-invasiva

È pure a rischio TE (ad es. la chirurgia in artroscopia è gravata da una prevalenza di TVP distale del 13% circa), e richiederà pertanto la stessa profilassi indicata per la chirurgia a medio rischio.

Neurochirurgia intracranica (di elezione)

La prevalenza di TVP senza profilassi è inaccettabile (20%-50%; TEP fatale 1.5%-5%), soprattutto nella neurochirurgia oncologica (a massimo rischio i pazienti operati per meningiomi e glioblastomi). Al momento sono suggerite nella profilassi: **IPC** con o senza **ES**; **LDUH** (0.2 ml ogni 12 ore) accettabile alternativa; entrambi le opzioni nei casi a maggiore rischio TE.[13]

---

[13] In un recente confronto enoxaparina 4000 UI ogni 24 ore (da iniziarsi la mattina dopo l'intervento, comunque entro 24 ore da questo), per circa 8 giorni, più **IPC**, vs sola **IPC**, la prima è risultata più efficace, anche se sono richiesti studi più ampi per valutare il rischio emorragico associato a questo approccio (in questa indagine erano esclusi i casi a maggior rischio emorragico e pazienti con traumatismo cerebrale). Una precedente indagine aveva anche validato l'uso della nadroparina, ad un dosaggio più elevato (8200 UI), somministrata sempre una sola volta al giorno, iniziando nel postintervento.

Chirurgia con controindicazione al trattamento anticoagulante profilattico

(ad es. a volte la neurochirurgia o la chirurgia oftalmica)

Se necessario ES con o senza IPC. Nel caso di chirurgia ad elevato rischio TE (ortopedica maggiore ad es.), in pazienti con sanguinamento così recente (o in atto) da controindicare il trattamento eparinico, ricorrere o a IPC o a filtro cavale (rimovibile).

Soggetti con traumatismi a carico del midollo spinale

Vi è alto rischio sia di TVP che TEP (4.6%-14.5%), particolarmente nelle prime due settimane. Le LDUH (0.2 ml ogni 12 ore) da sole non proteggono dal rischio TE, così come i presidi non farmacologici (ES ed IPC), sempre se usati da soli. L'associazione delle metodiche è più efficace. La miglior protezione sembra venire (al momento) dalla **enoxaparina** (3000 UI/0.3 ml ogni 12 ore), eventualmente associata a ES o IPC. Le LDUH a dose regolata su aPTT hanno causato sanguinamenti eccessivi e sono sconsigliate. Durante la riabilitazione o continuare le LMWH o passare alla TAO (INR 2.0-3.0).

Traumatismi multipli

La prevalenza di TEP mostra una grande variabilità nei pazienti con trauma maggiore, andando dal 2% al 22%. Va ricordato comunque che la TEP è la terza causa di morte di tali pazienti e che molte situazioni di TVP permangono a livello sub-clinico. I fattori di rischio associati, che aumentano perciò la probabilità di TEP, sono rappresentati dall'età, gli interventi chirurgici, le fratture degli arti, i danni alla colonna vertebrale e le trasfusioni. L'utilizzo di LMWH, in particolare enoxaparina, ha ridotto il rischio di TVP; il farmaco è stato utilizzato entro 36 ore dal trauma (a meno di emorragie tali da controindicare anche questa profilassi) alla dose di 3000 UI/0.3 ml ogni 12 ore e continuato per almeno 14 giorni e possibilmente sino alla dimissione. La enoxaparina è risultata più efficace delle **LDUH** (0.2 ml ogni 12 ore). I casi di traumatismo con franca emorragia (ad es. cerebrale), o comunque quelli che richiedano di posticipare l'inizio della profilassi eparinica, andranno considerati per altre misure (**IPC**, filtro cavale).

Prostatectomia radicale

Dopo intervento di prostatectomia radicale retropubica esiste un rischio aumentato di TVP. Il trattamento con TAO (INR 1.5-2.0; vedi a pag. 32 per la gestione della TAO perioperatoria), per 4 settimane, associato a **IPC** è in grado di ridurlo; in alternativa uso di **LMWH** (vedi pagg. 33-34 a secondo del rischio).

Condizioni "mediche"

- **Situazioni mediche generiche con allettamento e rischio TE:** LDUH 0.2 ml ogni 12 ore o **LMWH** (dalteparina ed enoxaparina 2.500/2.000 UI, 0.2 ml, ogni 24 ore; nadroparina 0.3 ml, 3.075 UI, ogni 24 ore).
- **Ictus ischemico e paralisi arti inferiori:** per la prevenzione del TE venoso si consigliano o le **LMWH** (dalteparina ed enoxaparina 2500/2000 UI, 0.2 ml, ogni 24 ore; nadroparina 0.3 ml, 3075 UI, ogni 24 ore) o le **LDUH** (0.2 ml ogni 12 ore), con forse vantaggio per le prime. Qualora questi approcci fossero controindicati optare per la **IPC** con o senza **ES**.
- **Scompenso cardiaco:** vedi capitolo specifico.
- **Infezioni polmonari:** LDUH o LMWH altrettanto efficaci (vedi dosaggi impiegati ad es. nell'ictus ischemico).
- **Sindrome nefrosica:** i pazienti con glomerulonefrite membranosa devono venire profilassati con TAO sinchè sia presente proteinuria in range nefrosico e/o la albumina sia inferiore a 2.0 g/dl. Con altre cause di sindrome nefrosica la terapia anticoagulante profilattica andrà intrapresa solo nei casi ad alto rischio TE.
- **Trombofilia asintomatica**

a) **Forme ereditarie:** in particolare carenza di AT III, proteina C, proteina S, fattore V Leiden/resistenza alla proteina C attivata, mutazione G20210 A della protrombina, elevati livelli di fattore VIII (forma multifattoriale), iperomocisteinemia (forma multifattoriale). Sono situazioni abitualmente identificate in corso di studi familiari (parenti di soggetti con deficit fattoriale sintomatico per TE). Profilassi antitrombotica nei periodi ad alto rischio (interventi, immobilizzazione, traumi, gravidanza/estro-progestinici) o in caso di episodi tromboembolici maggiori nella famiglia. Varie possibilità a seconda della situazione, **LDUH** (dosi regolate per mantenere il aPTT ai limiti superiori della norma, ratio 1.3), **LMWH, TAO,** impiegate come nei paragrafi precedenti. Qualora si debba impiegare la TAO rammentiamo il rischio di necrosi cutanea nei pazienti con carenza di proteina C o S che vengano posti sotto carico di TAO (anche se associata ad eparina). In tali situazioni introdurre e sospendere la TAO sempre con cautela e gradualità. Nei pazienti con ridotta AT III (funzionale ed antigenica) è possibile utilizzare la TAO a basso dosaggio (1 o 1.25 mg/die di acenocumarolo o warfarin) con il vantaggio di non dover sottoporre il paziente ai controlli dell'INR, quantomeno dopo una possibile fase iniziale di maggiore anticoagulazione (se trombosi).
b) **Forme acquisite:** ACA. Abitualmente i soggetti asintomatici non richiedono alcun trattamento, a meno che non si associno il rischio di una immobilizzazione protratta e/o intervento chirurgico ad elevati titoli (> 40-60 U/ml) di ACA IgG. La presenza di un LLAC, asintomatico, consiglia una profilassi antitrombotica in caso di immobilizzazione e/o chirurgia. In queste situazioni evitare gli estro-progestinici. Per la profilassi in gravidanza vedi avanti. Nelle situazioni di iperomocisteinemia sono piuttosto consigliati provvedimenti dietetici (aumentato apporto di acido folico e vitamina gruppo B).
- **Neoplasie:** nel carcinoma della mammella, se avanzato, è stata valutata positivamente la TAO a bassi dosaggi (1 mg/die per 6 settimane e poi per mantenere l'INR tra 1.3-1.9) nella preven-

zione del TE. Il rischio di TVP aumenta nelle donne in menopausa e trattate con tamoxifene. Va ricordato che successivamente ad un episodio di TVP, la TAO, nel paziente oncologico in generale, andrà proseguita fino a che il tumore non sia sicuramente eradicato, quando ciò sia possibile. In questi pazienti si sono dimostrate utili anche minidosi di TAO (1 mg/die). Nel caso di recidive TE o difficile gestione della TAO (con eventuali complicanze emorragiche) passare alla calciparina a lungo termine o alle LMWH (forse più efficaci delle prime), con dosaggi dipendenti dalla specifica situazione clinica.

Pazienti con cateteri venosi centrali a lunga permanenza

Suggerito **warfarin** 1 mg/die per la prevenzione della trombosi della vena ascellare-succlavia. In alternativa una **LMWH** (vedi condizioni mediche per il dosaggio).

Terapia antitrombotica preventiva nelle patologie occlusive arteriose periferiche ed in chirurgia vascolare

- **Arteriopatia aterosclerotica obliterante degli arti**: ASA 80-325 mg/die (per la arteriopatia e per la prevenzione dell'ictus e dell'IMA frequenti in questi soggetti; trattamento a vita, quindi) da solo o associato a **dipiridamolo** (75 mg tre volte al dì). **Ticlopidina** (250 mg due volte al dì) in caso di allergia all'ASA. Associare la pentossifillina nei casi di marcata compromissione del circolo. Il **clopidogrel**, non appena in commercio, potrebbe diventare l'antiaggregante di prima scelta.
- **Pervietà di by-pass femoro-poplitei o distali (con uso di vena safena)**: ASA 80-325 mg/die, possibilmente iniziato prima dell'intervento e poi a tempo indefinito per ridurre il rischio cardio-vascolare.
- **Pervietà di by-pass femoro-poplitei (con uso di protesi sinteti-

ca): maggior rischio di occlusione. ASA 325 mg/die possibilmente associato a **dipiridamolo** (75 mg ogni 8 ore) nel trattamento a lungo termine. Il paziente deve ricevere l'ASA (325 die) già prima dell'intervento; nel caso si tema sanguinamento cospicuo perioperatorio premedicare invece con dipiridamolo 100 mg quattro volte al dì.
- **Dopo ricostruzioni vascolari complesse**, soprattutto infrainguinali (alto rischio occlusivo), o **precedenti occlusioni in sede di by-pass**, può essere presa in considerazione la TAO (target INR 2.5) più o meno associata ad ASA. L'efficacia di questo approccio è per altro incerto ed il rischio emorragico è più elevato di quello associato ai soli antiaggreganti. La TAO è comunque impiegata per un tempo limitato.
- **Chirurgia ricostruttiva vascolare maggiore**: eparinizzazione sistemica prima di applicare clampaggi crociati (dosi elevate ad es. 100-150 UI/kg più 50 UI/kg ogni 45-50 min, o secondo tempo attivato di coagulazione ottenuto in camera operatoria, da mantenersi al doppio del valore di base del paziente, sino a che non vengano rimossi i clampaggi); non sono per altro note la via di somministrazione migliore (regionale verso sistemica), il dosaggio ottimale, nonchè l'utilità dell'impiego di protamina solfato al termine dell'intervento (probabilmente consigliata quando il paziente sia sotto terapia antiaggregante, riceva dosaggi elevati di eparina e sia sottoposto ad interventi ad elevato rischio di sanguinamento, ad es. ricostruzioni aortiche). Per il grande rischio emorragico alcuni autori, nel caso di interventi di estensiva ricostruzione di grandi vasi (ad es. riparazione di aneurismi toraco-addominali), non impiegano trattamento eparinico; il rischio di IMA fatale o non fatale è però significativamente più elevato senza eparina.
- **Ricostruzione di arterie con flusso elevato, bassa resistenza e diametro > 6 mm**: rischio occlusivo basso; ASA 80-325 mg/die, per ridurre la mortalità/morbosità cardiovascolare a lungo termine.
- **Ricostruzione di piccole arterie con basso flusso** (< 200

ml/min): rischio occlusivo più elevato; ASA 80-325 mg/die.
- **Endoarterectomia carotidea:** ASA da 80 mg/die a 650 mg ogni 12 ore, iniziata preoperatoriamente e continuata a tempo indefinito.
- **Angioplastica arterie aortoiliache:** ASA (80-325 mg/die)prima e dopo la procedura (a tempo indefinito); sebbene la terapia eparinica e.v. durante l'angioplastica non sia probabilmente necessaria per le arterie con diametro o flusso elevato, questa è spesso impiegata.
- **Angioplastica di arterie femorali o più periferiche:** prendere in considerazione ASA (iniziato nel preintervento) più **ticlopidina** inizialmente ad es. per un mese, e poi ASA a tempo indefinito.

Nota su profilassi con LMWH ed anestesia regionale (spinale/epidurale) o puntura spinale
I pazienti sottoposti a puntura spinale o anestesia regionale dovranno ricevere con cautela anticoagulanti, in particolare modo le LMWH. Sono stati descritti 30 casi di emorragie epidurali o spinali in soggetti trattati con LMWH. Attenersi pertanto alle seguenti raccomandazioni.
1. Pazienti che hanno già ricevuto una prima dose preoperatoria di LMWH:
   - evitare l'anestesia regionale in pazienti con anamnesi di sanguinamenti patologici o in pazienti che ricevano altri farmaci capaci di interferire in qualche modo sulla coagulazione (ASA, FANS, antiaggreganti vari, anticoagulati);
   - l'inserimento dell'ago spinale dovrebbe essere ritardato di 10-12 ore dalla dose di LMWH e l'anestesia regionale dovrebbe venire sospesa qualora il primo liquor aspirato risulti emorragico;
   - una singola dose di anestetico è preferibile all'anestesia epidurale continua;
   - qualora venga eseguita una anestesia epidurale continua il catetere dovrà venire lasciato in sede tutta la notte e rimosso il giorno successivo;
   - la seconda dose di LMWH dovrà essere ritardata di almeno 2 ore dalla rimozione del catetere epidurale o dalla puntura spinale.
2. Pazienti che dovranno ricevere LMWH postoperatoriamente (quindi dopo l'eventuale anestesia regionale o puntura spinale):
   - la dose di LMWH dovrà essere ritardata di almeno 2 ore dalla rimozione del catetere epidurale o dalla puntura spinale;
   - la decisione di iniziare una profilassi con LMWH in pazienti portatori di un catetere epidurale andrà presa con estrema attenzione e richiederà poi una estrema sorveglianza delle condizioni neurologiche.

Trattamento del tromboembolismo venoso

Terapia convenzionale con eparina non frazionata ed anticoagulanti orali

Pazienti con trombosi venosa profonda e/o embolia polmonare (TVP, TEP), classicamente ricevono **eparina non frazionata** e.v. o s.c. con **carico iniziale** e.v. (da 5000, più spesso, a 10 000 UI) per entrambi le modalità di somministrazione. Il bolo è omesso quando sia stato praticato un intervento chirurgico entro le precedenti 24 ore o se vi sia un rischio emorragico particolarmente elevato (ad es. lesione intestinale sanguinante). Prima del bolo sono obbligatoriamente richiesti PT, aPTT, emocromo basali.

N.B. Il bolo eparinico (se non controindicato) può essere praticato al primo sospetto di TE venoso. Con maggiore tranquillità si potranno poi completare gli accertamenti diagnostici del caso. Nel caso di conferma diagnostica si proseguirà con il trattamento.

Il dosaggio successivo abituale della **calciparina** s.c. è poi di 17 500-20 000 UI (0.7-0.8 ml) ogni 12 ore (per pesi corporei medi o alti), con ratio controllato dopo 6-8 ore dalle somministrazioni e valutando il primo aPTT dopo la seconda dose. Nel caso di una somministrazione ogni 8 ore optare per singole dosi di 12 500 UI (0.5 ml), con controllo dell' aPTT dopo 4 ore dalla prima/seconda somministrazione ed ogni 24 ore in seguito. Il aPTT desiderato è simile a quello riferito per l'uso e.v. (vedi avanti e Tabella 2a, p. 81).

Il dosaggio successivo della **eparina e.v.** (per pesi corporei medi e nelle situazioni di maggiore gravità) andrà invece dalle 30 000 alle 36 000 UI al giorno (abitualmente si sconsigliano dosaggi superiori alle 40 000 UI). Nel calcolo del dosaggio si dovrà anche tenere in considerazione il rischio emorragico del paziente (alto rischio:

chirurgia o trauma entro le 2 settimane, trombocitopenia, ictus trombotico in atto, storia di ulcera peptica) e la età/sesso del paziente (ad es. nelle donne con più di 65 anni è a volte consigliata una riduzione della dose di eparina/die che può essere, individualmente, del 30%-50%). Per la modalità del trattamento eparinico e.v. si rimanda alla Tabella 2a pag. 81. Il aPTT ratio indicato in tabella come ottimale è di circa 1.9-2.7; è indicativo di una anticoagulazione intensa che va perseguita nelle situazioni di maggiore gravità, tenendo conto che una anticoagulazione inferiore nelle prime ore, in situazioni critiche come la embolia polmonare, è prognosticamente negativa. In casi meno impegnativi si opterà per un minore allungamento del PTT[14], con ratio inferiore (1.5-2.0).

L'eparina dovrebbe venire continuata almeno 5-10 giorni (o più nei casi con embolia polmonare massiva o trombosi ileo-femorale). La conta piastrinica, durante la somministrazione iniziale di eparina non frazionata, andrebbe valutata quotidianamente.

Provvedimenti in caso di **piastrinopenia:** vedi pag. 61 per le attenzioni nell'**embricazione con la TAO;** vedi pag. 58 per le modalità di neutralizzazione **della terapia eparinica,** in caso di suo eccesso o sanguinamento.

N.B. Ricordare che, in caso di TVP degli arti inferiori, semplici manovre come il mantenere gli arti in posizione antideclive (durante il riposo ed anche da seduti per qualche giorno), l'impiego di una fasciatura compressiva (meglio se intermittente) nei primi giorni di mobilizzazione e poi le calze elastiche, coadiuvano efficacemente la terapia antitrombotica.

---

[14] Attualmente, per controllare il dosaggio dell'eparina necessaria per raggiungere determinati valori terapeutici antitrombotici, si utilizza l'aPTT come surrogato del costoso dosaggio dei livelli plasmatici dell'eparina stessa (valutati funzionalmente come attività anti fattore Xa, ad es.). Mentre l'aPTT, nell'intervallo delle dosi terapeutice abituali, raggiunge una concordanza accettabile con "l'eparinemia", al di fuori di questo perde validità per la regolazione della somministrazione di una corretta quantità eparinica. In queste situazioni il rischio di un sovradosaggio eparinico e di sanguinamenti è pertanto elevato (vedi a proposito il paragrafo Resistenza "laboratoristica" alla terapia eparinica).

Terapia con eparine a basso peso molecolare ed anticoagulanti orali

Le LMWH[15] s.c. risultano essere altrettanto efficaci (anche in caso di embolia polmonare con stabilità emodinamica) e sicure rispetto alla eparina non frazionata e permettono di evitare la somministrazione e.v.

Una precoce embricazione con TAO (già dal primo o secondo giorno) può ridurre l'impiego delle LMWH a pochi giorni (5-10 o più nei casi con embolia polmonare massiva o trombosi ileofemorale, in ogni caso sino a 2 giorni consecutivi di TAO in range terapeutico). Farmaci sperimentati con successo nel trattamento della TVP o nella TEP (con stabilità emodinamica) sono: enoxaparina (f. da 2, 4, 6, 8, 10 000 UI) 100 UI/kg ogni 12 ore, nadroparina (f. 3075, 4100, 6150, 8200, 10 250 UI) 100 UI/kg ogni 12 ore o 200 UI/kg ogni 24 ore; dalteparina (f. da 2.5, 5, 10 000 UI) 100-120 UI/kg (max 10 000 UI) ogni 12 ore o 200 UI/kg ogni 24 ore; tinzaparina 175 UI/kg ogni 24 ore. Sempre senza alcun monitoraggio laboratoristico e senza bolo iniziale.

---

[15] I vantaggi delle LMWH sull'eparina non frazionata potrebbero stare in una migliore biodisponibilità, nel minor legame con le proteine tissutali e plasmatiche, nella minore inibizione da parte delle piastrine attivate (legame con fattore piastrinico 4) con più efficace riduzione della generazione trombinica in loro presenza, nella minore incidenza di piastrinopenia; ne risulterebbe così un effetto più duraturo, costante, prevedibile, fors'anche maggiore. Non è necessario il monitoraggio laboratoristico per i pazienti di peso tra 50 e 80 kg; per soggetti di peso maggiore o minore, e soprattutto in caso di insufficienza renale è suggerito il monitoraggio dell'attività plasmatica anti fattore Xa, ed è ipotizzabile un impiego terapeutico domiciliare (questi farmaci sono dal Maggio 1999 prescrivibili in fascia A, nota 81, per la profilassi del TE in situazioni ad alto rischio, o per la terapia della TVP). Il problema dei costi (ospedalieri) è complesso; i farmaci sono costosi ma associati a risparmio sui controlli laboratoristici nonchè sulla gestione di una complessa terapia eparinica parenterale, in infusione continua con pompa. Sono stati fin qui approvati i seguenti farmaci: *Dalteparina sodica; Enoxaparina sodica, Nadroparina calcica, Parnaparina, Reviparina sodica, Tinzaparina sodica.*

La conta piastrinica andrebbe controllata tra il terzo ed il quinto giorno di terapia. Dopo un abituale ciclo di eparina e.v., è prevedibile un ruolo di **mantenimento con LMWH** al posto della TAO, qualora essa sia controindicata o sconsigliata (ad es. difficoltà di monitoraggio, bassa compliance del paziente alla terapia orale e controlli, alto rischio emorragico). Per l'uso delle **LMWH in caso di resistenza alla terapia eparinica** (vedi p. 58) per il passaggio alla TAO.

Terapia anticoagulante orale e anticoagulazione di mantenimento

Embricazione con TAO: va intrapresa **dal primo giorno** di trattamento con eparina non frazionata o LMWH, a meno che non sia presente una situazione che specificamente indichi un protratto uso eparinico, nel qual caso si può procrastinare la TAO di qualche giorno. Si somministrerà ad es. warfarin 1 cp per 2 giorni, 3/4 cp al terzo giorno e poi al dosaggio stimato cronico giornaliero, in base a INR (vedi comunque più avanti il capitolo sui problemi inerenti la TAO). Questo comportamento rende meno lungo il trattamento eparinico ed il rischio di piastrinopenia eparino-relata. Alcuni pazienti possono essere particolarmente sensibili alla TAO: anziani, soggetti con scompenso cardiaco, insufficienza epatica, soggetti che assumono farmaci capaci di potenziare l'effetto dei dicumarolici, soggetti con una trombofilia congenita come la carenza di proteina C o S (rischio di necrosi cutanea sotto carico di dicumarolici). Per questi motivi è sempre consigliata un'introduzione graduale della TAO. Prima di sospendere le eparine la TAO dovrà essere in range terapeutico (abitualmente 2.0-3.0, meglio 3.0 tenendo conto che l'eparina contribuisce per circa 0.5 sull'INR) da almeno 2 giorni consecutivi. Visto che la deplezione di fattore II richiede circa 5 giorni, altri autori suggeriscono 4-5 giorni di TAO in range terapeutico prima della sospensione delle eparine.

L'**INR ottimale nella terapia di mantenimento** è 2.0-3.0 (target 2.5). In presenza di TE associato ad Ab antifosfolipidi, alcuni autori consigliano una maggiore intensità della TAO (con target INR 3.5), con eventuale associazione di ASA se persistenti recidive trombotiche, altri, pensando al rischio emorragico di una simile terapia a lungo termine, non ritengono ci si debba discostare dalla abituale anticoagulazione (target INR 2.5). Qualora gli Ab antifosfolipidi si associassero anche a piastrinopenia di una certa gravità (80 000/µL), la TAO andrà intrapresa con particolare attenzione e cautela; a volte si può rendere prima necessario un tentativo di trattamento della piastrinopenia.

Qualora la TAO non dovesse essere considerata opportuna (ad es. in alcuni casi di trombosi venosa associata a neoplasia metastatica, quando la TAO spesso è incapace di prevenire la recidiva trombotica) si potrà passare dalla eparina e.v. a quella s.c., somministrando poi questa come mantenimento (con controlli dell'aPTT per l'eparina calcica), o alle LMWH (vedi sopra per i dosaggi).

Durata della TAO

Trombosi polpaccio

- *Post-chirurgica*, non TE precedente, assenza di fattori di rischio TE generali e locali: possono bastare 4 settimane.
- *Forme non post-chirurgiche*, non TE precedente nè fattori di rischio: 3 mesi circa.
- *Episodi TE in passato o fattori di rischio TE* (ad es. neoplasia, trombofilia): terapia protratta o a tempo indefinito.

Trombosi venosa profonda prossimale o embolia polmonare, senza TE precedente (primo episodio)

- *Fattori di rischio transitori* (chirurgia maggiore, traumi, immobilizzazione transitoria, uso di estro-progestinici): 6 settimane o sino a risoluzione del rischio e mobilizzazione del paziente.

- *Neoplasie metastatiche*: terapia a lungo termine (tenere conto della difficoltà di mentenere l'INR indicato). Nel caso di pazienti oncologici in terapia palliativa con frequenti sanguinamenti indotti/favoriti da TAO è utile sopendere questa e passare alle LMWH[16] a dosaggi terapeutici o subterapeutici/profilattici nel caso di emorragie consistenti.
- *Fattori di rischio laboratoristici* (resistenza alla proteina C attivata - fattore V Leiden; mutazione G20210 A del gene della protrombina; carenze congenite di proteina C, S, AT III, plasminogeno; elevati livelli di fattore VIII; Ab antifosfolipidi ed in particolare LLAC): terapia minima 12 mesi (con stretta osservazione poi) o (come i più suggeriscono) a lungo termine, a seconda della gravità della clinica, dello specifico fattore di rischio, dei fattori di rischio associati, della storia familiare ed infine della presenza o meno di fattori scatenanti l'episodio TE. Per i pazienti con fattore V Leiden non si è dimostrata necessaria una particolare terapia o intensificazione della TAO in atto, in occasione di interventi chirurgici o di protesizzazione dell'anca o ginocchio.
- *Trombosi/TE venoso idiopatico*: terapia per 6 mesi (con stretta osservazione poi) o a lungo termine, a seconda della gravità della clinica, di fattori di rischio associati; della storia familiare, ed infine della presenza o meno di fattori scatenanti l'episodio TE.

Trombosi/TE venoso ricorrente

Alcuni autori suggeriscono 1 anno di terapia dopo due episodi e per sempre dopo 3 episodi, altri (posizione più prudente) un trattamento a tempo indefinito nei casi con clinica grave o in quelli associati con noti e persistenti fattori di rischio TE. Ad esempio, in

---

[16] La escrezione delle LMWH è renale e pertanto esse non interferiscono con i più comuni formaci usati per le cure palliative; è necessario però ricordare di impiegarle con prudenza nei pazienti con insufficienza renale o sospenderle nei pazienti anurici o con Ca renale.

tutti i portatori di alterazioni molecolari della coagulazione, il trattamento anticoagulante (che dopo un primo episodio trombotico andava proseguito per almeno 1 anno; vedi sopra), dopo un secondo evento TE, sebbene non vi sia completa chiarezza al riguardo, è al momento consigliato "quoad vitam".

Recidiva trombotica/TE dopo sospensione TAO

Ripristino TAO con range INR abituale (2.0-3.0) e trattamento protratto in base alle considerazioni fatte nei punti precedenti.

Recidiva sotto TAO (INR 2.0-3.0)

Passare a TAO con INR 3.0-4.0. Ricercare eventuali anticoagulanti alternativi. Cercare trombofilia (anticorpi antifosfolipidi, ad es.) o patologie che a volte si presentano con scarsa risposta alla TAO (neoplasie) e che spesso richiedono il passaggio alla eparina.
Sospensione della TAO: esiste il sospetto che il documentato rebound plasmatico di fattore VIIa che si verifica alla sospensione della TAO possa predisporre a recidive TE. È pertanto suggerita una sospensione graduale della stessa.

Trattamento trombolitico

È un approccio ragionevole in casi selezionati di embolia polmonare o di trombosi venosa profonda.

Embolia polmonare

Il trattamento va riservato ai casi con instabilità emodinamica (ipotensione, shock cardiogeno, arresto cardiaco) o con ipossiemia profonda non corretta da ossigeno. Negli altri casi (e pare si possano includere le frequenti situazioni di disfunzione ventricolare ds senza squilibri emodinamici o ipotensione) diversi trials hanno mostrato come ad una maggiore risoluzione della ostruzione embolica dopo 2-24 ore, non corrisponda una analoga differenza, rispetto ad eparina, dopo 7-30, giorni e non vi sia guadagno in termini di sopravvivenza o complicanze a lungo termine. I regimi trombolitici impiegati sono esposti in Tabella 3, p. 84. **La finestra terapeutica è di circa 14 giorni dall'esordio.** L'infusione rapida di rtPA o UK è più rapidamente efficace dell'infusione lenta di UK o SK. A lungo termine non vi è documentazione di una maggiore efficacia di un farmaco/regime sull'altro. I costi sono ovviamente diversi.

La trombolisi con SK, UK (entrambe le modalità), rtPA (in 2 ore) va iniziata, nel caso fosse in corso trattamento eparinico, quando, sospesa l'eparina, il aPTT ratio o il tempo di trombina siano 1.5.

Iniziata la trombolisi con SK o UK (infusione lenta) valutare dopo 4 ore circa il tempo di trombina o il aPTT; un prolungamento di 10 sec. o più è atteso ed indicativo di attivazione della fibrinolisi, e non sono richiesti altri controlli sino al termine della trombolisi (per la ripresa della eparina). Nel caso ciò non si verificasse alcuni autori ripetono un bolo (ad es. SK 250 000 UI) e ricontrollano ancora dopo 4 ore il aPTT o il tempo di trombina (TT). L'**eparina** andrà ripresa come infusione senza carico quando, terminata la trombolisi, il aPTT ratio o il tempo di trombina siano 2.0 (abitualmente dopo 3-4 ore); qualora il aPTT ratio sia sceso sotto l'1.5 è utile un eventuale piccolo bolo eparinico aggiuntivo.

Nel caso di impiego dell' rtPA in bolo l'**infusione eparinica** potrà essere continuata.

Il **rischio emorragico** è consistente (incidenza di emorragie maggiori circa 8%, fatali circa 2%) e particolare timore, nei pazienti trattati con rtPA, si ha per l'emorragia intracerebrale (circa 2%). Importante è il rispetto delle controindicazioni: **assolute**, emorragia interna attiva (intestinale, cerebrale, genitourinaria ecc.) e **relative**, emorragie interne entro 10 giorni, chirurgia maggiore recente, traumi, patologie cerebrovascolari, ipertensione arteriosa (max 180 e/o min 100-110 mm Hg), insufficienza epatica o renale, trombocitopenia, gravidanza, pericardite, retinopatia diabetica emorragica, età 75. Nei casi in cui la trombolisi sia richiesta ma controindicata, o sia risultata inefficace, si potrà ricorrere ad embolectomia polmonare (sicuramente utile in caso di trombi intracardiaci associati) con catetere a suzione o chirurgica. Qualora sia controindicata la trombolisi e non sia praticabile la via chirurgica o con catetere a suzione, nei casi estremi si potrà ricorrere a frammentazione dell'embolo con catetere standard cardiaco con o senza guida.

In presenza di una **trombosi venosa prossimale estesa** (ad es. ileo-femorale o succlavio-ascellare) ed un basso rischio emorragico è proponibile un trattamento trombolitico optando per le somministrazioni più protratte o, secondo alcuni, per le infusioni con catetere locato nel trombo (SK come in Tabella 3, p. 84, per 48-72 ore; UK come in Tabella 3 per 24-48 ore; rtPA 0.05 mg/kg/ora per 12-24 ore). La eparina è somministrata in concomitanza (1000 UI/ora) per prevenire la trombosi pericatetere. Seguirà comunque un regolare corso con eparina e TAO come in precedenza illustrato. Vedi il capitolo "Infarto Miocardico Acuto" (p. 5), per il **trattamento delle diverse complicanze** della terapia trombolitica.

Filtro cavale (rimovibile)

Da prendere in considerazione in caso di:

- controindicazione alla terapia anticoagulante (TE venoso acuto associato a sanguinamento in atto o ad elevato rischio di sanguinamento - recente chirurgia o ictus cerebri);
- quando una complicanza emorragica debba portare alla sospensione del trattamento anticoagulante anzitempo (e persista un grave rischio TE);
- qualora un precedente episodio di piastrinopenia grave da eparina ne controindichi l'uso (eventuale uso però di anticoagulanti alternativi; vedi sotto piastrinopenia da eparina);
- quando vi sia una resistenza biologica alla terapia anticoagulante, cioè quando nonostante una anticoagulazione corretta si abbia una recidiva o estensione della trombosi (vedi avanti; ad

es. pazienti con TEP cronica ricorrente ed ipertensione polmonare, non responsive alla TAO);
- in caso di procedure (concomitanti con il TE) di embolectomia polmonare chirurgica o endoarterectomia polmonare.

L'entusiasmo sull'efficacia del filtro cavale è andata ultimamente scemando: qualora non sia associato a terapia anticoagulante sono frequenti gli episodi di TE anche polmonare ed è stata rilevata predisposizione a trombosi venose profonde sintomatiche o trombosi cavale (circa 20% dei casi). Una volta posizionato, non appena sia cessata la controindicazione assoluta agli anticoagulanti, questi dovranno venire introdotti (TAO con INR 2.0-3.0) e continuati sino alla permanenza del filtro stesso, soprattutto in pazienti con addizionali e multipli fattori di rischio TE.

Occlusioni arteriose acute periferiche

In attesa di intervento la terapia di scelta, quando applicabile, sembra essere quella **chirurgica,** associata ad **eparinizzazione** sistemica immediata (vedi tromboembolismo venoso) per prevenire l'occlusione di rami collaterali e per prevenire la necrosi tessutale. La terapia anticoagulante è tanto più importante quanto più l'intervento chirurgico è procrastinato. L'eparina viene spesso continuata nel dopo intervento con passaggio quando possibile alla TAO per prevenire recidive a lungo termine.

Il **trattamento trombolitico,** proponibile solo nei casi non avanzati (ad es. senza disturbi neurologici quali parestesie o paralisi, comunque entro le 2 settimane dall'esordio), dai dati attualmente disponibili, non dà risultati migliori della chirurgia, necessita di un tempo maggiore per essere efficace (circa 24 ore) e si associa ad un rischio emorragico più elevato. Nei casi in cui non sia possibile intervenire chirurgicamente i trombolitici più impiegati sono la **UK** (somministrata con catetere intra-arterioso locale: bolo di 250 000-400 000 UI facoltativo, 4000 UI/min per le prime 4 ore seguite da 2000 UI/min, poi sino a massima lisi ottenibile e non oltre le 48 ore, con ripetuti controlli arteriografici; è possibile un peggioramento iniziale; fondamentale è il monitoraggio del fibrinogeno ogni 8 ore e con sospensione del farmaco in caso di valori inferiori a 100 mg; associazione con eparina come nel tromboembolismo venoso con aPTT ratio 1.5-2.0) o, in seconda scelta, la **SK** per via sistemica senza eparinizzazione durante trombolisi, come dalla Tabella 3, p. 84.

Terapia anticoagulante e chirurgia

Qualora il paziente debba essere sottoposto ad intervento chirurgico, l'approccio è diverso a seconda della problematica TE precedente, nonché del tempo trascorso dall'evento TE stesso.

1. **Pazienti con anamnesi di TE venoso acuto nel mese precedente:** passare nel preintervento dalla TAO all'eparina e.v. in infusione continua. In pratica sospendere la TAO (almeno 2-3 giorni prima dell'intervento; da un INR di circa 2.5 sono richiesti mediamente 3-4 giorni per arrivare a 1.5), controllare frequentemente l'INR e quando esso sia sceso sotto 2.0 (3.0 se presenza di protesi mitralica a palla con gabbia metallica; 2.5 per le altre protesi) iniziare, dopo eventuale piccolo bolo (ad es. 3000-5000 UI), un'infusione continua di eparina (vedi Tabella 2a, p. 81, aPTT ratio da 1.5 a 2.0). Da 4 a 6 ore prima dell'intervento l'infusione va sospesa, per essere poi ripresa, senza bolo ed alla velocità infusionale di mantenimento, 12 ore dopo l'intervento (o più se sanguinamento dalla ferita chirurgica o interventi ad alto rischio di complicanze emorragiche, ad es neurochirurgia). Controllare il primo aPTT dopo 12 ore dalla ripresa infusionale. Dopo qualche giorno si potrà riembricare la TAO e poi sospendere l'eparina (vedi sotto trattamento del TE venoso).
Alcuni autori, tenendo conto della relativa difficoltà di questo schema di trattamento, suggeriscono il passaggio nel preintervento, **soprattutto nei casi non a maggior rischio TE di base,** alle eparine s.c., dalle basse dosi, ad es calciparina 0.2 ml ogni 8 ore o enoxaparina 4000 UI ogni 24, sino a dosi maggiori come calciparina 0.5-0.7 ml ogni 12 ore e dosaggi terapeutici di LMWH (vedi p. 41). È importante ricordare comunque che non

si può somministrare eparina nelle 24 ore precedenti l'intervento chirurgico. Nel postintervento si potrà passare all'eparina e.v. e poi alla TAO, oppure potrà essere sufficiente riprendere a 12 o più ore dall'intervento l'eparina s.c. embricando la TAO quando il paziente torni ad assumere liquidi/alimenti per os.
2. **Pazienti con evento TE venoso acuto nei 2-3 mesi precedenti:**
   a) *con rischio TE elevato* (di base, ad es. protesi valvolari cardiache meccaniche, soprattutto mitralica a palla e gabbia; per il tipo di patologia che richiede l'intevento o per l'intervento stesso; oppure per una coincidente patologia "medica" acuta con ospedalizzazione) comportarsi come al punto precedente, nel pre e nel postintervento;
   b) *nelle situazioni di rischio TE intermedio* la sospensione della TAO, come già detto prima, può essere seguita/associata nel preintervento a eparina s.c. (punto 1). Nel postintervento ci si comporta come detto in precedenza (eparina e.v. e passaggio alla TAO o eparine s.c. e passaggio alla TAO);
   c) *nelle situazioni con basso rischio TE* non è necessaria né la ospedalizzazione né la terapia eparinica preintervento, per cui è sufficiente sospendere la TAO e operare il paziente quando l'INR sia 1.5 (valori 1.3-1.5). Con un INR precedente tra 2.0 e 3.0 è abitualmente necessaria la sospensione di 3-4 dosi (giorni) di anticoagulante orale; con INR superiore a 3.0, o qualora sia necessario giungere ad un INR inferiore ad 1.3 nel preintervento, bisognerà programmare una sospensione anche più protratta. Un giorno prima dell'intervento, qualora l'INR dovesse mostrare valori maggiori di 1.8, si somministrerà 1 mg di vitamina K s.c. (1/10 f. Konakion). Nel postintevento può essere sufficiente riprendere la TAO quando il paziente torni ad assumere liquidi/alimenti per os. Altrimenti, sempre nel postintervento, può essere utilizzata eparina sottocute (iniziata 12 o più ore dopo l'intervento; dalle basse dosi, ad es calciparina da 0.2 ml ogni 8 ore o enoxaparina 4000 UI ogni 24, sino a dosi maggiori come calciparina 0.5 ogni 12 ore) associata/embricata alla TAO sino ad un INR terapeutico.

3. **Pazienti sotto TAO da 4 o più mesi per evento TE venoso acuto:** con rischio TE elevato (di base, per il tipo di patologia "chirurgica" ed intervento attuali; per una associata patologia acuta "medica" con ospedalizzazione): eparina e.v. nel preintervento come già descritto, altrimenti semplice sospensione della TAO come detto al punto 2c. In entrambe le situazioni, nel postintervento (non prima di 12 ore dal termine) si somministra eparina s.c.(punto 1). Questa andrà proseguita sino a ripristino della TAO. Possono utilmente associarsi ES o IPC.
4. **Pazienti con anamnesi di embolia polmonare o trombosi venosa profonda prossimale nelle 2 settimane precedenti:** comportarsi come al punto 1, ed in aggiunta posizionamento di filtro cavale.
5. **Pazienti sotto TAO per tromboembolismo venoso ricorrente:** se ultimo episodio non recente semplice sospensione TAO (punto 2c) o eparina s.c. preoperatoria (punto 1); nel postintervento eparine s.c. con le modalità descritte ai punti 1 e 2c, altrimenti in base ai mesi dall'ultimo evento. Se vi sia un rischio TE elevato (di base, per il tipo di patologia ed intervento attuali, per una associata patologia acuta "medica" con ospedalizzazione) nel preintervento eparina e.v. (punto 1); nel postintervento abitualmente sono sufficienti eparine s.c. a basso-medio dosaggio (punto 1 e 2c). Embricare poi la TAO con le eparine s.c..
6. **Pazienti sotto TAO per protesi valvolare meccanica:** se rischio TE elevato (vecchie valvole a palla e gabbia, soprattutto se mitraliche; chirurgia maggiore; patologia associata acuta con ospedalizzazione) comportarsi come al punto 1 con trattamento eparinico pre e postintervento. Altrimenti agire come al punto 2c (sospensione TAO ed eparina s.c. nel postintervento); alcuni nel preintervento somministrano eparina s.c. (punto 1).
7. **Pazienti sotto TAO per fibrillazione atriale senza precedente TE:** comportarsi come al punto 2c. Alcuni nel preintervento somministrano eparina s.c. (punto 1).
8. **Pazienti con episodio TE arterioso:** se recente (entro 1 mese),

eparina e.v. nel preintervento come già descritto (punto 1). Nel postintervento eparina e.v. solo nei casi con basso rischio emorragico ed alto rischio TE, altrimenti o direttamente ripristino graduale della TAO ai dosaggi di mantenimento, o embricazione per qualche giorno con eparine s.c. (punto 2c). Per situazioni con evento embolico meno recente sospensione TAO preintervento (punti 2c e 1) ed eparine a basso dosaggio nel postintervento (punti 2c e 1).
9. **Piccoli interventi chirurgici:**
a) punture e cateterismi di vene ed arterie superficiali (anche femorale), mieloaspirato, biopsie cutanee o piccola chirurgia dermatologica, biopsie di mucose facilmente accessibili ed esplorabili (cavo orale, vagina), piccola chirurgia oculistica, esami endoscopici senza manovre chirurgiche, estrazioni dentarie semplici in assenza di infezioni o incisioni chirurgiche. In tutti questi casi si potrà ricorrere a misure emostatiche locali (pressione, antifibrinolitici locali, colla di fibrina): TAO invariata; per le manovre a maggior rischio emorragico è suggerita una transitoria modifica della TAO così da avere un INR tra 1.5 e 2.0 il giorno dell'indagine. Ad esempio, per ottenere tale effetto è sufficiente la sospensione di circa 2 dosi, per pazienti con intervallo terapeutico tra 2.0 e 3.0. Nei pazienti con protesi valvolari cardiache un breve calo di intensità dell'anticoagulazione è associato a rischio TE trascurabile. In campo odontoiatrico si ricorre eventualmente a sutura dei bordi alveolari e sciacqui con acido tranexamico ogni 6 ore per 5-6 giorni;
b) interventi odontoiatrici un poco più complessi (ad es. estrazioni dentarie multiple in presenza di infezioni locali), qualora il rischio TE non sia elevato (come per pazienti con protesi valvolari cardiache o trombosi endocavitarie cardiache, situazioni da affrontarsi come descritto in seguito), ridurre temporameamente la TAO per agire con INR tra 1.5 e 2.0; uso di antifibrinolitici locali;
c) la TAO deve essere momentaneamente sospesa quando è

prevedibile un trauma a tessuti profondi non accessibili a misure emostatiche locali (punture esplorative di cavità quali toracentesi, paracentesi, rachicentesi; biopsie di tessuti profondi, fegato, rene, osso, anche se TAC o ecoguidate, nonché di mucose, gastroenteriche, respiratorie, genitali non accessibili ad una ispezione diretta; anestesie epidurali). Se non vi sia urgenza la TAO viene sospesa senza somministrare vitamina K. In tutto il periodo di sospensione della TAO va istituita terapia eparinica s.c. a dosi profilattiche (5000 UI ogni 8-12 ore) o, nei pazienti ad alto rischio trombotico (ad es. protesi valvolari cardiache) a dosi tali da ottenersi un aPTT ratio di 1.5. La somministrazione di eparina immediatamente precedente la manovra va omessa e la ripresa della TAO va individualizzata in funzione del tempo di riparazione tessutale. Si potrà riprendere il trattamento eparinico e poi, quando opportuno, embricare la TAO.

10. **Come comportarsi in caso di intervento chirurgico urgente in paziente sotto TAO?** Sospendere la stessa, somministrare 10-20 mg di vitamina K e.v. (in 15-30 min) ed intervenire appena l'INR sia sceso sotto l'1.5 (in genere sono necessarie 6-12 ore). Se non si può attendere tanto bisogna ricorrere alla infusione di plasma fresco congelato o concentrato del complesso protrombinico (500-1500 U; Protromplex TIM 3 "200" e "500"). Vedi per queste opzioni il capitolo inerente i problemi connessi ad un eccesso di anticoagulazione orale.

11. **Pazienti con rischio emorragico tale da controindicare la terapia eparinica e.v.:** se non è sufficiente una blanda eparinizzazione s.c. (punto 1), posizionare un filtro cavale nel preintervento. Nel postintervento eventuale terapia eparinica a basso dosaggio s.c. (punti 2c e 1) e passaggio poi alla TAO.

Problemi associati all'uso degli anticoagulanti

Terapia anticoagulante orale

Differenti anticoagulanti orali: warfarin (Coumadin) ed acenocumarolo (Sintrom) si differenziano essenzialmente per la diversa emivita biologica. Il warfarin si presenta come miscela di due isomeri ottici dotati di diversa emivita plasmatica (32 e 46 ore), l'acenocumarolo ha una emivita assai minore (circa 12 ore). Il warfarin ha teoricamente un effetto più stabile sulla inibizione della sintesi dei fattori vitamina K dipendenti ed è il farmaco di prima scelta nei trattamenti di lunga durata con una unica somministrazione quotidiana. L'acenocumarolo presenta il vantaggio da una parte di una ipotetica maggiore velocità di reversibilità dell'effetto anticoagulante, che può risultare utile nel caso di emorragia da sovradosaggio, e dall'altra della disponibilità di preparazioni commerciali anche da 1 mg che possono aumentare la compliance in pazienti anziani, disabili, non vedenti etc.. Per l'inizio della terapia anticoagulante orale e suggerimenti sulla sua gestione: vedi p.75, capitolo relativo.

Controindicazioni assolute

Prima di iniziare la TAO verificare se:
- il paziente abbia manifestato anche un solo episodio di emorragia maggiore nel mese precedente (pericolo di vita per il paziente);
- nel caso di paziente di sesso femminile, in età fertile, *eseguire sempre la prova di gravidanza prima di iniziare la* TAO. Infatti gli anticoagulanti orali attraversano la barriera placentare e pertanto, nel primo trimestre, possono provocare malformazioni fetali e, nelle ultime settimane, emorragie nel neonato.

Effetti collaterali

Il principale è rappresentato dal sanguinamento; esiste una relazione tra l'incremento dell'INR e la comparsa di sanguinamento. La riduzione dell'INR da 3.0-4.5 a 2.0-3.0 può essere ottenuta con la sola riduzione di 1 mg di warfarin/die, con una diminuzione significativa degli episodi di sanguinamento.

L'uso concomitante di aspirina provoca aumento dei sanguinamenti per il blocco dell'aggregazione piastrinica. È tuttavia possibile impiegare in associazione alla TAO dell'ASA, purchè a dosi non superiori ai 500 mg/die. Le indicazioni per tale associazione sono limitate e discusse nel testo (anche per quanto riguarda il livello di anticoagulazione da mantenere in questi casi).

Raccomandazioni in caso di sovradosaggio di anticoagulanti orali e complicanze emorragiche[17]

- 3.0 < INR < 6.0 (con target 2.5): ridurre dosaggio e/o stop (spesso 1 dose sola) sino a INR < 4.0

---

[17] Può capitare che pazienti con protesi valvolari cardiache meccaniche (indicazione assoluta alla terapia anticoagulante) vadano incontro a emorragie tali da richiedere la sospensione della TAO, nonchè il trattamento con vitamina K, plasma o concentrati di fattore IX. Con le più moderne protesi meccaniche il rischio TE per una breve sospensione della TAO (in una recente casistica sospensione da 1 a 19 giorni; mediana 7) pare essere basso, per cui non è routinario il passaggio transitorio all'eparina (eventualmente iniziata da 1 a 6 giorni dall'evento, spesso a dosaggi non elevati). La reintroduzione della TAO non è associata ad un elevato rischio di recidive nel caso di emorragie cerebrali o del midollo spinale; viceversa il rischio pare essere maggiore nel caso di emorragie intestinali.
Superata una emergenza con l'impiego di dosi elevate di vitamina K, se sarà ancora necessario continuare la TAO, impiegare momentaneamente l'eparina sino a che non regrediscano gli effetti inibenti della vitamina ed il paziente torni ad essere responsivo agli anticoagulanti orali.

- 4.0 < INR < 6.0 (con target 3.5): stop (spesso 1 dose) e ripresa (dose minore) con INR < 5.0
- 6.0 < INR < 8.0: senza sanguinamento stop (1-2 dosi) e ripresa (dose minore) con INR < 4.0-5.0; se sanguinamento minore dare inoltre vitamina K 0.5-1 mg (1/20-1/10 di fiala) per os o s.c.. Se è necessaria una più rapida regolarizzazione dell'INR (estrazioni dentarie, chirurgia d'urgenza) dare 2-4 mg di vitamina K per os. A 24 ore è attesa una riduzione dell'INR e se così non accade dare ancora 1-2 mg di vitamina.
- INR > 8.0: senza sanguinamento agire come sopra; se fattori di rischio emorragico associato, dare anche vitamina K (0.5-3 mg per os o s.c.); se sanguinamento minore dare vitamina K (stesso dosaggio orale o s.c., eventualmente da ripetere). Ovviamente sospendere la TAO per alcune dosi (es. 1-3) e regolare poi il dosaggio. Sanguinamento maggiore: stop TAO, vitamina K (5-10 mg e.v. in 15-30 min.) e plasma fresco congelato (ad es., 10-15 ml /kg inizialmente e poi, se necessario, 3-6 ml/kg ogni 8-12 ore, sino a risoluzione della emorragia). I concentrati di fattore IX (ad es. Protromplex TIM 3, flacone da 200 e 500 mg; 20-40 mg/kg inizialmente e se ancora necessario altre dosi da 6 a 24 ore dopo, in base alla correzione dell'INR; nelle situazioni "estreme", dosi iniziali sino a 50-80 mg/kg) sono impiegati più raramente per il rischio procoagulante ad essi associato. Nel caso di emorragia cerebrale sono però da preferirsi al plasma in quanto normalizzano la emostasi più rapidamente.

Terapia eparinica

Resistenza biologica alla terapia anticoagulante

Il problema sussiste quando nonostante una anticoagulazione corretta si verifica una recidiva o estensione della trombosi. Può associarsi a piastrinopenia da eparina (vedi), alla epresenza di Ab antifosfolipidi, o a neoplasie evidenti o occulte (da ricercarsi eventualmente), che a volte rendono inefficace la TAO, spesso per un suo difficile controllo.

Si suggerisce il passaggio ad es. dalla TAO all'eparina non frazionata o alle LMWH, con o senza il posizionamento di un filtro cavale. In caso di piastrinopenia da eparina vedi il capitolo relato. Si rammenta che nel caso di carenza di AT III, sono spesso richieste quantità elevate di eparina per ottenere una sufficiente anticoagulazione. In queste situazioni si può impiegare un concentrato sostitutivo (Kybernin P, f. 500 e 1000 UI); 1 UI/kg porta ad un incremento della AT III di almeno 1.5%. È desiderabile mantenere i livelli tra 70% e 120%; in pratica: dose iniziale e/o gravi carenze, 50-70 UI/kg; dosi successive o casi di carenza meno importante, 20-30 UI/kg. Somministrazioni dal quotidiano al bisettimanale a seconda della situazione clinica.

Resistenza "laboratoristica" alla terapia eparinica

Ricordiamo che nei pazienti con LLAC o nei casi di resistenza al trattamento eparinico (dosi richieste superiori alle 40 000-50 000 UI/die, situazione causata spesso da aumento di concentrazione plasmatica di fattore VIII o/e di proteine leganti l'eparina come negli stati infiammatori) il prolungamento del aPTT non può essere considerato guida alla somministrazione eparinica. In questi casi bisogna cambiare anticoagulante, per evitare la somministrazione di dosaggi incongrui di eparina, somministrando ad es. delle LMWH. Esse permettono di superare il rischio di sovradosare l'eparina stessa nel tentativo di allungare un aPTT sottoterapeutico (ma associato ad una eparinemia terapeutica).[18]

Neutralizzazione dell'eparina

Nel caso di **sanguinamento maggiore** in corso di trattamento eparinico (soprattutto eparina non frazionata, e.v. o s.c.), impiegare

---

[18] In questi casi alcuni autori consigliano, quando possibile, l'accertamento dei livelli plasmatici eparinici (range terapeutico tra 0.2 e 0.4 UI/ml) valutati con neutralizzazione protaminica o misurati come attività anti-fattore Xa.

solfato di protamina (f. da 50 mg/5 ml o 100 mg/10 ml; 50 mg/5 ml neutralizzano 5000 UI di eparina). La protamina va somministrata diluita in fisiologica (diluizione 2 mg/ml almeno, cioè 1 f. da 5 o 10 ml in 100 cc), lentamente per il rischio di anafilassi, ipotensione, dispnea (da vasocostrizione polmonare) e non oltre 50 mg (cioè 50 o 100 ml della diverse soluzioni) in 10 min. Si somministra:

- **in caso di bolo eparinico**, recentissimo, da neutralizzare: 1 mg di protamina ogni 100 UI dell'ultima somministrazione (ad es. 5000 UI neutralizzati da 50 mg/5 ml protamina); se il bolo dista 1 o 2 ore è sufficiente una dose di protamina del 50% o del 25% rispettivamente;
- **in caso di infusione continua di eparina**, neutralizzare le UI di eparina somministrate in infusione nelle ultima 4 ore (ad es. per 5000 UI di eparina, dare 50 mg/5 ml di protamina e poi riverificare il aPTT);
- **in caso di terapia eparinica s.c.**, somministrare ogni 3 ore circa (sino a 4 volte) un dosaggio di protamina neutralizzante circa il 25% della ultima dose di eparina non frazionata calcica (ad es. per 0.5 ml, 12 500 UI, di calciparina dare, ed eventualmente ripetere ogni 3 ore, sec. aPTT, protamina neutralizzante circa 3000 UI e cioè 30 mg/3 ml). Il solfato di protamina è utilizzato anche quando si debba neutralizzare l'effetto di una LMWH. Nel caso dell'enoxaparina si utilizza 1 mg di protamina contro 1 mg/100 UI (ad es. 4000 UI di farmaco sono neutralizzate da 40 mg/4 ml di protamina); si neutralizza, in caso di emorragia grave, il 100% dell'ultima dose. Per la nadroparina la casa produttrice consiglia l'impiego di 0.6 ml di protamina (6 mg) per neutralizzare 0.1 ml/1000 UI circa di farmaco. Sono comunque scarse le esperienze sull'uso della protamina in caso di sovradosaggio di LMWH e probabilmente la neutralizzazione è meno efficace che con eparina non frazionata.

Nel caso di **sanguinamento minore** è stato invece recentemente dimostrato che l'infusione di **desmopressina** (DDAVP, Minirin f. 4 µg), alla dose di 0.3-0.4 µg/kg (ad es. 1 f. ogni 10 kg con un massimo di 7 f., in 100 ml di fisiologica in 15-30 min., con controllo pressorio), è in grado di ridurre il tempo di emorragia in soggetti trattati con eparina; anche il aPTT si accorcia forse per aumento del fattore VIII. Da ciò il possibile impiego in caso di emorragie (minori) in corso di trattamento eparinico. Tra l'altro in tale modo non si interferisce con le proprietà antitrombotiche dell'eparina stessa.

Piastrinopenia da eparina (HIT)

Clinica

Un calo rapido o comunque la discesa, rapida o più raramente lenta, del numero delle piastrine a valori inferiori a 100 000/µL o al di sotto del 50% del valore iniziale (nadir mediano circa 50 000; valori assoluti da 20 a 150 000/µL nelle prevalenti casistiche; valori inferiori a 20 000/µL in genere sono associati a DIC), soprattutto da 5 a 15 giorni (max 6-9) dall'inizio del trattamento eparinico (o prima in caso di precedente sensibilizzazione al farmaco), deve fare sospettare una piastrinopenia immune da eparina, causa possibile di eventi trombotici venosi o arteriosi. Le più frequenti sono le trombosi venose profonde soprattutto prossimali e le embolie polmonari. A volte si associa una DIC. Non infrequente è l'infarto (emorragico) surrenalico. Altre manifestazioni sono la trombosi venosa cerebrale o di un seno venoso durale, la trombosi arteriosa di un arto, l'ictus cerebri, l'IMA, la trombosi aortica (causa possibile di infarto del midollo spinale), la trombosi mesenterica, renale, vascolare di un organo trapiantato. Sono possibili quadri di trombosi/embolie multiple. A livello cutaneo sono segnalate delle placche eritematose o delle necrosi cutanee. Reazioni sistemiche acute (infiammatorie o respiratorie) o amnesia globale transitoria sono state segnalate dopo pochi minuti da un bolo di eparina e.v. in soggetti sensibilizzati in precedenza.

Va distinta da un lieve (solo nel 25% circa dei casi valori 150 000), innocuo, non immunomediato, calo piastrinico che in alcuni pazienti (1%-5%) accompagna i primi giorni di terapia (1-4 abitualmente), con regressione sempre sotto terapia (entro 3 giorni abitualmente). È più frequente con alti dosaggi di eparina, dopo trombolisi o nel periodo postoperatorio.

La **conferma diagnostica** della piastrinopenia immune prevede la rapida, e spesso probabilistica, esclusione di altre cause di piastrinopenia (ad es. DIC di una certa importanza, porpora trombotica trombocitopenica, sindrome da Ab antifosfolipidi, LES, farmaci, sepsi), la crescita (quanto meno iniziale) della conta piastrinica alla sospensione dell'eparina (già nelle prime ore spesso, con possibilità di un test diagnostico in cui, sospeso il farmaco per 6-12 ore, l'iniziale recupero piastrinico utilmente valida il sospetto diagnostico), se possibile la positività di test capaci di rilevare la presenza degli Ab circolanti (ad es. il sensibile HIT-ELISA, test antigenico, o i classici test funzionali della aggregazione piastrinica o di release piastrinico di ^{14}C-serotonina, indotte da eparina).

Provvedimenti

- Sospendere la terapia eparinica (imperativo per conta inferiore a 50 000 piastrine).
- Se non vi è stata estensione della trombosi venosa, non è comparsa trombosi arteriosa, e la TAO sia già in corso ed in range terapeutico da almeno 24 ore: continuare con la sola TAO.
- Nella stessa situazione ma con TAO appena inizata o non iniziata è probabilmente consigliabile l'uso di un anticoagulante alternativo (embricando la TAO in un secondo tempo). In altri termini questi farmaci (vedi avanti) sono consigliati anche nella HIT asintomatica per trombosi, in quanto il rischio TE è attorno al 50% (e ciò vale anche nel caso di HIT associata ad eparina a dosaggio profilattico). Il rischio perdura per qualche giorno dalla sospensione dell'eparina (quanto meno sino alla normalizzazione della conta piastrinica), e questi giorni vanno "protetti" con un anticoagulante alternativo.
- Se vi é stata estensione della trombosi venosa: posizionamento di filtro cavale e/o anticoagulanti alternativi a rapida azione, entrambi associati a TAO.

- Se comparsa di trombosi arteriosa: anticoagulanti alternativi a rapida azione, associati a TAO.

N.B. L'atteggiamento da tenere quando l'antitrombotico alternativo, l'irudina ad es., sia indicato ma non immediatamente reperibile (da ciò l'importanza di avere alcune dosi a disposizione nella struttura ospedaliera) è difficilmente definibile. Tanto l'introduzione immediata della TAO, quanto l'uso delle LMWH, sono abitualmente sconsigliate per il rischio di peggioramento della trombosi (vedi dopo) e per la possibile cross-reattività. In assenza di alternative, in caso di TE grave, può essere suggerita la trombolisi o l'impiego delle LMWH a dosaggio terapeutico (vedi), pur sussistendo il rischio di una cross-reattività. Associare un'introduzione (senza carico) della TAO (vedi dopo i possibili rischi di questo comportamento).

Anticoagulanti alternativi a rapida azione

- **Irudina ricombinante** (Refludan, Hoechst f. 50 mg), inibitore trombinico diretto somministrato con bolo di 0.4 mg/kg e.v., seguito da una infusione continua di 0.15 mg/kg/ora, con aggiustamento del dosaggio in modo da mantenere il aPTT ratio tra 1.5 e 3.0; anche in base al rischio emorragico che, come per l'eparina, è aumentato in modo dose-dipendente. In tal senso bisognerà essere particolarmente cauti in caso di diatesi emorragica soprattutto recente, ictus cerebri recente, recente chirurgia, grave ipertensione non controllata, grave insufficienza renale. Questa molecola e stata recentemente approvata dalla FDA americana nonché dall'Unione Europea per il trattamento della HIT complicata da trombosi. Ricordiamo che il suo impiego necessita cautela (e riduzione del dosaggio) nei pazienti con insufficienza renale. **Non è utilizzabile in gravidanza** in quanto passa la barriera placentare con rischio fetale. Può causare tosse, dispnea e broncospasmo.
- L'eparinoide a basso peso molecolare **danaparoid sodico**

(Org10172 o Orgaran flac. da 750 o 1250 UI; Casa Farmaceutica Organon; uso compassionevole). Bolo e.v. variabile sul peso corporeo: < 60 kg 1250-1500 U anti-Xa, 60-75 kg 2250-2500 U, 75-90 kg 3000 U, >90 kg 3750 U. Segue una infusione di 400 UI/ora per 4 ore, 300 UI/ora per altre 4 ore, e poi mantenimento con 150-200 UI/ora regolate in base ai test di coagulazione (livelli anti-Xa 0.5-0.8); in alternativa bolo e.v. seguito da 2000 UI s.c. ogni 12 ore. Svantaggio del danaparoid è l'insufficiente monitoraggio con aPTT per curva dose-risposta piuttosto piatta, con necessità così di valutazione dell'attività plasmatica anti-Xa. Il danaparoid non passa la barriera placentare ed è **l'anticoagulante alternativo di prima scelta in caso di HIT gravidica.**
- Altro: l'**argatroban** (Novostan, inibitore trombinico diretti), o il prodotto defibrogenante **ancrod** (Laboratori Knoll). Qualora il sospetto di piastrinopenia immune eparino-mediata sia consistente e la conta piastrinica non migliori con la sua sospensione, il trattamento con **plasmaferesi** (rimozione di 40 ml/kg di plasma e sostituzione con PFC, quotidianamente sino a recupero piastrinico) o **immunoglobuline e.v.** (1 g/kg per 2 dì o, in caso di compenso labile di circolo, 400 mg/kg per 5 dì) è stato a volte associato con successo al danaparoid o all'irudina. In casi selezionati si ricorre a trombolisi, tromboembolectomia, ASA con o senza dipiridamolo, destrano seguito poi da warfarin.

Il momento ottimale di introduzione della TAO in soggetti con HIT è discusso. Pare che l'interferenza con proteine anticoagulanti (C ad es.) spieghi il rischio consistente di peggioramento di eventi trombotici quando essa sia iniziata troppo precocemente. È stata descritta una sindrome con gangrena artuale, da trombosi venosa, forse relata ad una precoce introduzione della TAO in queste situazioni. Si consiglia pertanto che:

- non si affronti una HIT con la sola introduzione (e magari con carico) della TAO, per l'elevato rischio di progressione trombotica;

- la TAO sia iniziata almeno dopo 3-5 giorni dalla sospensione eparinica e preferibilmente non prima della risoluzione della piastrinopenia (valori >100 000) ed eventuali ulteriori accertamenti invasivi non siano ancora indicati;
- la TAO può essere iniziata prima nei pazienti che mostrano una buona e stabile anticoagulazione con i sopraddetti anticoagulanti alternativi, o nei casi in cui, in mancanza di questi, si è dovuto ricorrere (con beneficio) alle LMWH (vedi sopra).

Come comportarsi in caso di **TE in pazienti con piastrinopenia da eparina in passato?** Ad esempio si può subito ricorrere all'irudina o al danaparoid embricando precocemente la TAO. Per la profilassi chirurgica si potrà ad esempio ricorrere alla TAO perioperatoria (vedi nella sezione profilassi) o alla profilassi con danaparoid (750 U s.c. ogni 8-12 ore).

Altri effetti collaterali da eparina

Si segnalano la osteoporosi, le reazioni allergiche (dalla necrosi cutanea sino al collasso cardiovascolare), raro iperaldosteronismo con iperpotassiemia, la frequente modesta epatotossicità con movimento delle transaminasi (ALT > AST).

Tromboembolismo venoso in gravidanza

L'eparina non frazionata e le LMWH non passano la placenta e sono pertanto sicure per il feto; i dicumarolici passano la barriera placentare e possono causare emorragia fetale, possono essere teratogeni (soprattutto tra la sesta e dodicesima settimana), e pertanto non sono di regola impiegati in gravidanza. Inoltre una donna non dovrebbe concepire (o esporsi al rischio di concepimento) durante il loro utilizzo. Le femmine in età fertile che assumano TAO devono essere informate sul rischio teratogeno prima di un ipotetico concepimento, nonché sollecitate, nel caso, ad eseguire dei precoci test di gravidanza (prima della sesta settimana di concepimento). Dato che nelle prime 6 settimane la TAO sembra essere sicura, se il concepimento dovesse avvenire durante la sua assunzione, passare (entro la sesta settimana) all'eparina (vedi avanti).

Trattamento del tromboembolismo

Durante la gravidanza

Eparina non frazionata e.v. per 5-10 giorni (vedi il capitolo sul TE venoso per i dosaggi ed il monitoraggio, nonchè la Tabella 2a, p. 81), seguita da **calciparina** ogni 12 ore s.c., per ottenere un aPTT ratio (a 6 ore dalla somministrazione) ottimale di 1.5 (range ammesso 1.5-2.0, corrispondente ad eparinemia 0.2-0.4 UI/ml) sino al parto (vedi oltre). Viene solitamente consigliata la somministrazione supplementare di calcio per evitare la osteoporosi da eparina.

I dosaggi e le indicazioni, per le LMWH anche temporali, non sono ancora stabilite.

Gestione degli anticoagulanti durante il travaglio ed il parto

Non è univoco il comportamento terapeutico. Alcuni autori consigliano la sospensione dell'eparina (in corso a dosaggio pieno, e.v. o s.c.) all'inizio delle contrazioni uterine regolari, altri invece raccomandano (e ciò può esserre adottato nei casi con maggiore rischio TE) che si passi e poi mantenga un basso dosaggio eparinico (calciparina 5000 UI/0.2 ml ogni 12 ore; oppure una LMWH a dosaggio profilattico, ad es., enoxaparina 2000-4000 UI o dalteparina 2500-5000 UI ogni 24 ore) durante tutto il parto. Con i bassi dosaggi eparinici, un'eventuale anestesia generale con **taglio cesareo** non sono abitualmente un problema. Qualora si rendesse necessaria un'**anestesia regionale spinale**, per ridurre il rischio di ematoma spinale si consiglia di eseguire la manovra con un aPTT nella norma e con un'ultima somministrazione eparinica (soprattutto se LMWH) distante 10-12 ore. In caso di aPTT non nella norma, o qualora si voglia ridurre una anticoagulazione eparinica, si potrà ricorrere al solfato di protamina (partendo da dosaggi bassi come 5-10 mg; vedi il capitolo sulla neutralizzazione dell'eparina). Le eparine possono essere riprese almeno 2 ore dopo la rimozione del catetere epidurale. Si rimanda comunque al paragrafo su LMWH e anestesia regionale epidurale/spinale.

Gli anticoagulanti espletato il parto

L'eparina deve abitualmente essere ripresa 6-8 ore dopo o quando la paziente sia stabile dal punto di vista emostatico (e.v.: 800-1000 UI/ora; s.c.: calcica su aPTT ratio 1.5-2.0; LMWH: a dosaggio terapeutico, vedi), ed abitualmente embricata, dopo 48 ore dal parto, con la TAO, senza carico. La TAO (INR 2.0-3.0) permetterà di mantenere nel tempo un'anticoagulazione senza il rischio di osteoporosi da eparina. Se l'eparina non può essere ripresa considerare la IPC (documentare prima la assenza di trombi nel circolo venoso delle gambe) in attesa che la TAO giunga in range terapeutico. La TAO va assunta per un tempo variabile a seconda della situazione:

(4-6) settimane se assenza di fattori di rischio al di là della gravidanza stessa e trombosi o embolia nel primo o secondo trimestre; sino a 3-6 mesi per gli eventi TE verificatisi nel terzo trimestre. Nel caso che durante la gravidanza la paziente sia stata trattata con LMWH, queste possono essere ripristinate dopo il parto ed embricate con la TAO o continuate per il tempo ritenuto utile.

Per i **fatti tromboembolici verificatisi nelle ultime 2 settimane** di gravidanza il rischio di recidiva nel periodo del parto è elevato, soprattutto quando subentrino controindicazioni alla terapia anticoagulante con eparina (sanguinamento, taglio cesareo). In queste situazioni si dovrebbe ricorrere ad un filtro cavale.

La TAO e la eparina non controindicano l'allattamento

Per quanto concerne la **trombolisi in gravidanza,** questa ne controindica abitualmente l'uso per il connesso rischio emorragico (ma non teratogeno), più elevato nel periodo del parto. Tuttavia essa è da prendersi in considerazione nei casi di embolia polmonare massiva con instabilità emodinamica, grave ipossia o shock cardiogeno, e nelle gravi trombosi venose prossimali. Per i dosaggi vedi il capitolo sulla trombolisi nella parte inerente il trattamento del TE venoso. La SK e la UK sono spesso premedicate con paracetamolo 1 g ed un antistaminico per l'eventualità di febbre e brividi.

La **piastrinopenia da eparina** si affronta come detto in precedenza (è descritto l'impiego del danaparoid come anticoagulante alternativo). Ricordare in diagnostica differenziale la piastrinopenia lieve gravidica, quella associata a preeclampsia o alla più grave sindrome HELLP, le forme autoimmuni o iatrogene.

Profilassi antitrombotica in gravidanza e durante il parto

Per quanto concerne l'uso delle varie eparine durante il parto ed in particolare modo per quanto concerne la problematica della anestesia regionale (epidurale/spinale) in corso di eparina, nonché per le modalità di embricazione con la TAO nel dopo parto, vedi prima il capitolo sul trattamento del TE in gravidanza.

1. **Anamnesi di precedenti eventi TE (intra o extra gravidici) o nota trombofilia senza anamnesi TE** (carenza proteina C o S, resistenza proteina C attivata, fattore V Leiden, mutazione G20210A della protrombina, senza anamnesi trombotica precedente): trattamento eparinico per tutta la gravidanza, possibilmente associato a calze elastiche a compressione graduata.
 • Si consiglia la somministrazione (in particolare nella seconda metà della gravidanza) di **calciparina** s.c. (in particolare nella seconda metà della gravidanza) a dosaggi regolati su aPTT ratio 1.3-1.5. Ciò si ottiene abitualmente con dosaggi di 7500-10 000 UI s.c. ogni 12 ore. Nel dopo parto (dopo almeno 48 ore e con embricazione su eparina ripristinata ai dosaggi precedenti) somministrata TAO da 4-6 settimane a 3 mesi.[19]
 • Anche le LMWH sono efficaci (enoxaparina 4000 UI e dalteparina 5000 UI ogni 24 ore s.c.; per pesi pregravidici < 50 kg, dare dosaggi dimezzati; per pesi > 80 kg dare dosaggi maggiorati) sebbene non vi sia ancora completo accordo per i dosaggi in gravidanza. La minore incidenza di effetti collaterali

---

[19] Tenendo conto che il dosaggio eparinico utile cambia durante la gravidanza (per modifica del volume plasmatico, clearance renale, livelli plasmatici dei fattori della coagulazione, modifica del metabolismo dell'eparina stessa) alcuni autori consigliano, quando possibile, la regolazione del dosaggio sui livelli plasmatici eparinici (da mantenersi tra 0.1 e 0.2 UI/ml; misurazione come attività antifattore Xa) valutata ogni 2-3 settimane e più spesso nelle ultime 10 settimane. Per analoghi motivi nella gravidanza avanzata, il monitoraggio della terapia eparinica con aPTT può essere difficile (apparente resistenza eparinica connessa ad un aumento del fibrinogeno e del fattore VIII).
L'uso di eparina non frazionata espone la paziente a problemi di osteoporosi, allergia e trombocitopenia da eparina (che ripresenta il rischio di trombosi). Allo stato attuale le LMWH sembrano associarsi a minor rischio di trombocitopenia ed osteoporosi. Come già detto la TAO, per il rischio di emorragia fetale, non è impiegata neanche al di fuori del primo trimestre (cioè del periodo con rischio di teratogenicità).

rispetto all'eparina non frazionata fa si che esse siano consigliate sino dall'inizio della gravidanza. Dopo il parto il loro utilizzo continuativo (ai dosaggi detti) o embricazione con TAO.[20]
- Ricordare che il deficit di proteina S espone a trombosi soprattutto nel dopo parto e che pertanto, in questi casi ed in questo periodo, è necessario mantenere la protezione antitrombotica (ad es. TAO per 6-12 settimane, o in alternativa LMWH).

2. *Situazioni che richiedono un trattamento anticoagulante pieno, profilattico* (protesi valvolari meccaniche, valvulopatie cardiache, carenza congenita di AT III con o senza trombosi anamnestica, sindrome da Ab antifosfolipidi con precedenti trombosi, altre situazioni di trombofilia congenita con precedenti trombosi): **eparina non frazionata** a dosi calcolate sul aPTT per portare l'aPTT al ratio ottimale di 1.5 (range ammesso 1.5-2.0, con un livello attorno a 2.0 in caso di protesi valvolari cardiache), o regolandola in base ai livelli eparinici (0.2-0.4 UI/ml). Per le **LMWH** a dosaggio terapeutico, per l'anticoagulazione durante il travaglio, il parto e il dopo parto, comportarsi come detto nel capitolo sul trattamento del TE gravidico. Lo stesso dicasi per la TAO nel dopo parto.[21]

---

[20] Dalla 20ª, 21ª settimana, alcuni autori ritengono necessario aumentare progressivamente i dosaggi che, per la dalteparina ad es, nel terzo trimestre arrivano a 5000 UI ogni 12 ore (per una attività anti-Xa di 0.15-0.2 e 0.4-0.6 UI/ml rispettivamente prima o 2 ore dopo la somministrazione del farmaco).

[21] Si rammenta che nel caso della carenza di AT III sono spesso richieste quantità elevate di eparina per ottenere una sufficiente anticoagulazione. Se questa supera le 40.000 UI /die si può somministrare bisettimanalmente un concentrato di AT III (Kybernin P, f. 500 e 1000 UI; 50-70 UI/kg inizialmente e 20-30 UI/kg/die successivamente). Il concentrato andrà somministrato quotidianamente durante il travaglio ed il parto per mantenere un livello di AT III sull'80%, così da potere ridurre l'impiego di eparina in questi momenti.

Nel caso di Ab antifosfoslipidi, se il rischio trombotico è elevato, è consigliata la aggiunta di ASA 80 mg/die.
3. Presenza di *anticorpi antifosfolipidi senza anamnesi trombotica, con abortività precedente*: se un solo episodio abortivo si suggerisce ASA (80-100 mg, comunque non oltre i 150 mg) nel secondo e terzo trimestre associato o meno a **calciparina** (5000 UI ogni 12 ore, s.c.) o una **LMWH** (vedi punto 1), con sorveglianza clinica. Se più di un aborto anamnestico preferire la terapia di associazione. Il dosaggio della calciparina sarà o basso (0.2 ml ogni 12 ore) o come indicato al punto 1.
4. Presenza di Ab *antifosfolipidi senza anamnesi trombotica, senza abortività precedente*: situazioni di rischio trombotico consistente, ed anche abortivo. Si suggerisce **eparina non frazionata** s.c. 0.2 ml/5000 UI ogni 12 ore per tutta la gravidanza, oppure una **LMWH** (come al punto 1) in monosomministrazione. L'ASA a basso dosaggio (80-100 mg), è a volte associato nel secondo e terzo trimestre. Una sorveglianza clinica attenta con frequenti controlli ecografici o pletismografici degli arti inferiori è pure un'alternativa.[22]

---

[22] Quando non siano utilizzabili in gravidanza le eparine ricorrere a ES più ASA a basso dosaggio o danaparoid (750 UI ogni 12 ore s.c.).
Ricordare che donne con storia familiare di TE, interruzioni di gravidanza nel secondo trimestre, morte fetale intrauterina, alterazioni della crescita fetale e preeclampsia dovrebbero essere valutate per uno stato trombofilico e considerate per una tromboprofilassi. L'uso della TAO con warfarin (INR 1.5-2.0) si è dimostrata efficace nella prevenzione delle trombosi venose ed arteriose ricorrenti.

Coagulazione intravascolare disseminata (DIC)

La DIC può essere definita come una "sindrome multifattoriale dovuta alla generazione di trombina in modo sistemico". Si associa tipicamente ad incidenti ostetrici, decorso postoperatorio (in particolare interventi di tipo ortopedico e ginecologico), setticemie, neoplasie sia ematologiche (paradigmatico il caso della leucemia acuta promielocitica, M3) che solide, oltre che agli avvelenamenti (importante il morso di serpenti), le asfissie, le ustioni, i traumi, le reazioni emolitiche e l'infusione di concentrati protrombinici.

Il **processo finale** di questi meccanismi è una gravissima e spesso **incoercibile sindrome emorragica**, che **coesiste** con il **processo trombotico di base**.
Nella **pratica clinica** si osservano queste alterazioni:

- allungamento notevole dell'**aPTT** (ratio almeno > 1.3) e, in misura meno significativa, del PT;
- diminuzione del **fibrinogeno** (marcata nelle forme severe; < 150 mg/dl);
- calo delle **piastrine** al di sotto di 100 000/μL o diminuzione maggiore di 100 000 nell'arco di 24 ore;
- comparsa nel plasma dei prodotti di degradazione del fibrinogeno e della fibrina (ma di questi, solo il **dimero-D**[23], ha significato diagnostico-terapeutico); i valori del dimero-D nella DIC possono variare tra 500 e 200 000 ng/ml. La **negatività del test** ci

---

[23] Accanto all'alta sensibilità del dimero D, va ricordata la sua bassa specificità (45% circa) nella diagnostica di una DIC conclamata; ciò anche utilizzando la metodica immunoenzimatica invece di quella al lattice.

permette tuttavia di **escludere l'esistenza di una DIC** conclamata;
- **anemia** ingravescente, con presenza di schistociti sullo **striscio ematico**;
- aumento della **bilirubina**, particolarmente indiretta;
- aumento dei **reticolociti**, per emolisi meccanica e pertanto **Coombs negativa**.

Aspetti terapeutici

- Il trattamento fondamentale della DIC[24] consiste nell'**eliminare la patologia di base**, vera causa scatenante della manifestazione coagulatoria patologica. Pertanto: nelle **forme neoplastiche** si cercherà innanzi tutto di ridurre la massa tumorale, solida o "ematica", con la opportuna terapia ablativa; nelle **setticemie** si cercherà di instaurare al più presto la migliore terapia antibiotica; nelle **forme "post-operatorie"** si cercherà di ridurre la pericolosità del focus traumatico, molto spesso vera fonte di continuità e ripresa della patologia.
- In parallelo a ciò si instaureranno provvedimenti verso le alterazioni che, se possono essere alla base della DIC, sicuramente sono peggiorate dalla DIC stessa, vale a dire lo stato di **shock**, l'**ipossia**, l'**acidosi**. Possono perciò essere utili la somministrazione di O$_2$, l'infusione di liquidi, albumina (ma **non di destrano** che può alterare la coagulazione in maniera non controllata), di farmaci pressori.
- I **globuli rossi concentrati**, se necessari, andranno infusi (e ciò vale per tutti i prodotti trasfusionali) **a temperatura non inferiore almeno a quella ambientale**.
- Il **plasma fresco congelato** (PFC), alla **dose iniziale di 2 U** (dose massima circa 10 ml/kg), **rimane il cardine della terapia** del-

---

[24] Il trattamento con AT III non si è dimostrato capace di ridurre la mortalità, né la patologia d'organo, e pertanto, visti gli elevati costi, è sconsigliabile nella pratica clinica.

la DIC perchè unico strumento in grado di rimpiazzare il fattore V e gli altri fattori della coagulazione consumati, senza somministrarli però in forma attivata per evitare il riaccendersi del processo trombotico. Vanno pertanto evitati i concentrati protrombinici. È utile, a distanza di **un'ora dal termine** della somministrazione, effettuare il **controllo dei parametri fondamentali** della **coagulazione** (aPTT, fibrinogeno, D-Dimero) e dell'**emocromo**, per valutare la necessità di proseguire o meno la terapia con il PFC, ed il dosaggio necessario (ad es. 1-2 U ogni 8-12 ore se necessario; circa 3-6 ml ogni 8-12 ore).

- La **trasfusione piastrinica** può in teoria peggiorare gli aspetti trombotici della patologia; essa viene eseguita limitatamente ai casi con grave piastrinopenia (< 20 000-40 000) associata a diatesi emorragica importante (o a livello del SNC).
- L'**uso di eparina** nella DIC rimane **controverso**. Infatti, accanto alla mancanza di una chiara indicazione di validità terapeutica, lo strumento usato per valutarne l'intervallo terapeutico (l'aPTT), coincide con un indicatore dello stato della malattia. Ciò, soprattutto nelle fase iniziali e più critiche del trattamento, ne impedisce il monitoraggio con grave rischio di favorire ulteriormente l'emorragia. Un criterio, in caso di suo utilizzo, può essere la valutazione combinata di aPTT, fibrinogeno, conta piastrinica, PT, diatesi emorragica. Quando il sanguinamento peggiora con miglioramento delle piastrine, del fibrinogeno, dell'allungamento del aPTT/PT, si è di fronte ad un eccesso eparinico; viceversa, quando tutti i parametri clinico-laboratoristici peggiorano in suo difetto, la DIC non è sufficientemente frenata. Va tuttavia ricordato che tutto ciò è per altro difficile da mettere in pratica. **Le situazioni cliniche** nelle quali l'**eparina pare efficace** e discretamente controllabile sono quelle **subacute o croniche senza rischio emorragico**, in particolare nelle **ritenzioni di feto morto**, in alcuni casi di cancro metastatizzato e negli **angiomi voluminosi**. In tali patologie il dosaggio è di 200-400 UI/kg/die, sotto stretta sorveglianza clinica e biologica. L'eparina tende ad essere controindicata qualora sia pre-

sente emorragia a livello del SNC, di ferite chirurgiche recenti, o coesista grave ipertensione arteriosa.
- Infine è fondamentale ricordare che qualunque inibizione del sistema fibrinolitico può aggravare gli aspetti tessutali ischemici ed emorragici della DIC e va pertanto evitata.

Suggerimenti sul trattamento anticoagulante orale

Orario di somministrazione

La TAO va somministrata **sempre** alla stessa ora, intorno alle ore 16.30-18.00, a seconda dell'orario dei pasti del paziente. Nei rari casi in cui ciò non fosse possibile, si somministrerà alle ore 22 circa, per garantire un'adeguata distanza tra i due pasti principali e favorire così un assorbimento ottimale, con le minore interferenze possibili dei cibi. È utile mantenere lo stesso schema anche per i pazienti ospedalizzati, anche in terapia parenterale, al fine di creare un "ritmo"(somministrazione - assorbimento - controllo) da proseguire anche dopo la dimissione.

Inizio del trattamento

Per le diverse molecole disponibili e le loro caratteristiche vedi il capitolo "Problemi associati all'uso degli anticoagulanti/terapia anticoagulante orale". Il Sintrom esiste anche in compresse da 1 mg, molto comode per gestire i malati in trattamento con bassi dosaggi, ad es. 0.5 mg, o per i pazienti che mostrano difficoltà nel frazionamento delle compresse.
La TAO viene abitualmente iniziata con il seguente schema:
1° giorno
Coumadin 1 cp (5 mg) o Sintrom 1 cp (4 mg): **si inizia abitualmente in contemporanea con la eventuale terapia eparinica.**
2° giorno
Coumadin 1 cp (5 mg) o Sintrom 1 cp (4 mg).
N.B.: La dose massima consigliata (= massima tolleranza) non supera i 10 (o 8 per il Sintrom) mg totali per i primi 2 giorni.

3° giorno
Coumadin 3/4 cp (3.75 mg) o Sintrom 3/4 cp (3 mg); eventuale primo controllo dell'INR.

4° giorno
Controllo INR. Va eseguito sempre prima della assunzione della dose giornaliera di anticoagulante orale[25]. È prudente non aumentare o diminuire di oltre 2-3 mg la dose globale di TAO nei successivi 3-4 giorni di terapia, rispetto al precedente dosaggio.

Prosecuzione del trattamento a partire dal 4° giorno

In base al risultato ottenuto ed al valore-bersaglio da raggiungere, verrà deciso lo schema di terapia per i 4 giorni successivi, compreso quello della determinazione. In pratica si cercherà di iniziare ad impostare un "mini-schema" di terapia settimanale, senza mai introdurre variazioni superiori ad 1/1.25 mg di farmaco anticoagulante tra un giorno ed i precedenti e/o i seguenti, tenendo conto del fatto che, per giungere all'INR bersaglio desiderato, è consigliabile in generale non effettuare massicci aumenti globali dell'anticoagulante orale. Ciò fatti salvi gli stop terapia e le riduzioni globali più sostanziali in presenza di valori di INR elevati (vedi Cap. "Problemi associati all'uso di anticoagulanti/Raccomandazioni in caso di sovradosaggio di anticoagulanti orali e complicanze emorragiche).

Controllo del PT all'ottavo giorno

Si dovrà iniziare il vero schema terapeutico su base settimanale. Il dosaggio globale ottenuto sommando i 7 giorni di terapia, ad

---

[25] Il ritardo d'azione del farmaco, necessario per lo smaltimento delle scorte esistenti di vitamina K, giustifica il controllo dell'INR al 4° giorno. Infatti questo tempo è generalmente il tempo medio di smaltimento della vitamina K, tempo compreso tra un minimo di 2 ed un massimo di 7 o più giorni.

es. 28 mg di Sintrom, cioè una cp da 4 mg al giorno, verrà mantenuto nel caso in cui il valore di INR abbia raggiunto l'intervallo terapeutico desiderato, accettando variazioni del ±10% rispetto all'intervallo atteso (ad es. INR 1.9 con INR tra 2 e 3). Lo schema terapeutico verrà corretto in presenza di INR superiori o inferiori ai valori desiderati. Va però sottolineato che gli aumenti o le riduzioni non dovranno superare 1 mg al giorno di anticoagulante, e sempre comunque con una variazione totale settimanale non superiore a 2 o, in qualche caso, 3 mg di farmaco. È inoltre fondamentale istruire i soggetti in terapia sul riconoscimento delle forme di sanguinamento maggiore cui potrebbero andare incontro e sulle iniziative da attuarsi per affrontarli, comprendendo in questo caso anche le manovre necessarie per le forme minori, nonché sulle necessità di segnalare al medico prescrittore della TAO gli altri farmaci in uso. Al malato andrebbero poi forniti alcuni consigli dietetici e di vigilanza sull'uso di altri farmaci interferenti.

Controllo successivo

Il controllo successivo della TAO avverrà dopo una settimana, per permettere al farmaco anticoagulante di stabilizzarsi ed intraprendere così quello che sarà il vero schema anticoagulante settimanale.

Schema settimanale

Lo schema settimanale presenta numerosi vantaggi rispetto agli schemi su due, tre o quattro giorni sempre ripetuti. Innanzi tutto, come già precedentemente raccomandato, permette al medico una fine regolazione della terapia in risposta alle variazioni di INR, senza rischiare di iniziare il balletto "aumento massiccio/controlli ravvicinati/risultati fuori intervallo", così negativo per il paziente e così frustrante per il clinico. Inoltre, il dosaggio su base settimanale, oltre che essere scritto su un apposito libretto che viene fornito al paziente, è facilmente memorizzabile dal malato stesso, che non dovrà più cercare di ricordare la dose assunta il giorno precedente, rischiando così di introdurre ulteriore confusione nella terapia.

Controlli successivi

I controlli successivi saranno dettati dalla stabilità dell'INR. Dopo due settimane di conferma dell'INR nell'intervallo terapeutico, è possibile incrementare di una settimana i tempi di verifica dell'INR, retrocedendo il controllo di una settimana ogni volta che il valore di INR sarà al di fuori dei valori attesi. Ciò fatti salvi i casi di INR fortemente alterato, (vedi paragrafo "Raccomandazioni in caso di sovradosaggio"). È fondamentale ricordare che gli anticoagulanti che mostrano stabilità della terapia settimanale da più di 2-3 mesi, possono essere controllati anche dopo periodi prolungati (fino a 7-8 settimane).[26]

Cause di fluttuazione dell'INR

legate al paziente

- dieta, come quantità di vitamina K assunta;
- variabile assorbimento duodeno-ileale del farmaco;
- uso di farmaci non noti al Centro di Sorveglianza;

---

[26] È fondamentale ricordare che nei primi tre mesi di trattamento le fluttuazioni al di fuori dei valori e degli intervalli desiderati sono molto frequenti. Risultano pertanto inutili le determinazioni continue dell'INR, che servono solo ad aumentare la variabilità dell'INR stesso; in questo periodo il 25%-30 % dei pazienti in TAO si trova al di fuori dell'intervallo terapeutico.

- scarsa compliance del paziente;
- scelta d'auto-dosaggi (auto-medicazione);
- consumo di alcool (anche intermittente);
- malattie intercorrenti.

legate al laboratorio

- nell'esecuzione del PT;
- per il cambio della tromboplastina usata senza correzione dell'ISI.

legate al prelievo

- stasi eccessiva durante il prelievo;
- manipolazione non corretta del campione.
 Bisogna comunque sempre ricordare che la risposta del paziente in terapia anticoagulante è individuale.[27]

---

[27] Piccole variazioni dietetiche, differenze di assorbimento della vitamina K, modifiche della compliance del paziente, possono facilmente modificare l'effetto dose-risposta del farmaco. L'effetto finale è rappresentato da fluttuazioni indesiderate anche se riconosciute dell'INR.

Tabella 1. Trombolisi sistemica nell'infarto miocardico acuto

Farmaco	Dosaggi e.v.
SK #	1 500 000 UI in 60 min
rtPA (regime accelerato) *	15 mg bolo + 0.75 mg/kg in 30 min (max 50 mg) + 0.50 mg/kg in 60 min (max 35 mg)
APSAC	30 U in 5 min
UK	2 000 000 UI in bolo
Reteplase	10 MU bolo + 10 MU bolo dopo 30 min

* rtPA o alteplase, nome commerciale Actilyse o Actiplas; f. 20 e 50 mg. Sciogliere il liofilo con i 20 o 50 ml di acqua per preparazioni iniettabili acclusi. Si ottiene una concentrazione di 1 mg/ml, per cui 15 ml rappresenteranno il bolo iniziale. Per la successiva infusione può essere impiegato lo stesso falcone da 50 ml: 1 flacone da 50 mg (ml) a 100 ml/ora nei primi 30 min, a cui segue il flacone con i 35 mg restanti dopo il bolo, a 35 ml/ora.

SK o streptochinasi, nome commerciale Streptase f. 750 000 (e 250 000) UI. Diluire il liofilo da 750 000 UI con 5 ml di fisiologica (non agitare!); diluire successivamente 2 f. così preparate in 100 ml di fisiologica ed infondere a 100 ml/h. In caso di cefalea, sacrodinie, nausea, broncospasmo, gonfiore periorbitario, edema angioneurotico ecc. somministrare 80 mg di Urbason e.v. eventualmente associato a Trimeton 1 f. diluita a 10/100 ml fisiologica e.v.. Può essere a volte consigliata una premedicazione con paracetamolo ed antiistaminico (Fargan o Trimeton ad es.) per ridurre l'incidenza di febbre e brividi.

Tabella 2a. Nomogramma# per l'impiego dell'eparina e.v. (mod. da Kearon C, Hirsch J, 1996)

aPPT	aPTT	Bolo Aggiuntivo	Stop Infusione	Modifica Infusione	Prossimo aPTT
sec	ratio	UI	min	ml/ora	dopo ore
<50	<1.5	5000	0	+3*	6
50-59	1.5-1.8	0	0	+3 se target 1.9-2.7	6
60-85	1.9-2.7	0	0	0	mattina dopo
86-95	2.7-3.0	0	0	-2	6-mattina dopo
96-120	3.1-3.8	0	30	-2	4-6
>120	>3.8	0	60	-4	4-6

* +5 ml/ora se siamo durante le prime 48 ore di trattamento
\# Schema utilizzabile qualora si impieghi un reagente simile al Dade-Actin-FS, Baxter (range di normalità del aPTT 27-35 sec).
1) **Bolo eparinico e.v. iniziale:** abitualmente 5000 UI (a volte controindicato; vedi testo). Per soggetti adulti di peso molto elevato o basso dare una dose di 75-80 UI/kg.
2) Segue l'**infusione a 32 ml/h** di una soluzione di 4 ml (20 000 UI) di eparina in 500 ml di glucosata al 5% o fisiologica (40 UI/ml). Ciò equivale a 1280 UI/ora o 31 000 UI/24 ore circa, dosaggio utile per soggetti adulti di peso "medio" (60-75 kg). Nel caso di pesi corporei significativamente discordanti da questi valori o particolari sottogruppi di pazienti (vedi punto 5), optare per velocità di infusione iniziale diversa (**18 U/kg/ora**; eseguire il calcolo: 18 x peso in kg = unità ora; dividere questo valore per 40, ottenendo i ml/ora da infondere).
3) Il **primo controllo dell'aPTT** è a 6 ore dal bolo ed il calcolo della successiva velocità di infusione (e controlli laboratorio.) è suggerito in tabella.
4) **aPTT desiderato:** a) 60-85 sec.(ratio 1.9-2.7) nella maggior parte delle situazioni che necessitino trattamento eparinico e.v. intenso, tenendo conto che, in situazioni critiche come ad es. l'embolia polmonare, una bassa scoagulazione nelle prime ore è prognosticamente negativa. b) 50- 63 sec. (ratio 1.5-2.0), riducendo o al 3 ml/ora la infusione per aPTT ratio tra 1.5 e 1.8, o eventualmente accelerandola in modo minore per aPTT ratio vicini all'1.5) qualora la situazione clinica consigli una scoagulazione più blanda.
5) Quanto riportato nel nomogramma va considerato alla luce della presenza di eventuali fattori di rischio che lascino presumere una condizione di **maggiore sensibilità alla eparina** (ad es. donne con più di 65 anni, nelle quali è a volte consigliata una riduzione della dose di eparina/die che può arrivare individualmente al 30%-50% in meno) o **aumentato rischio emorragico** (chirurgia entro le 2 settimane precedenti, storia di ulcera peptica o di sanguinamento intestinale o genitourinario, ictus TE nelle due settimane precedenti, piastrine <150 000/µl, insufficienza epatica, linee e.v. multiple, ecc.).

Tabella 2b. Nomogramma per l'impiego della eparina e.v. in corso di trombolisi (rtPA, Reteplase) per IMA (Tabella, modificata dagli autori, da: Califf RM. Acute myocardial infarction. In: Smith TW, ed: Cardiovascular therapeutics. Philadelphia, WB Saunders Co., 1996, p. 142)

aPTT	aPTT	Bolo Aggiuntivo	Stop Infusione	Modifica Infusione	Prossimo aPTT
sec	ratio	UI	min	ml/ora	dopo ore
≤40	≤1.2	3.000	0	+2	6
40-49	1.2-1.5	0	0	+1	6
50-63	1.5-2.0	0	0	0	mattina dopo
64-85	2.0-2.7	0	0	-1	6-mattina dopo
86-100	2.7-3.1	0	30	-2	6
101-150	3.2-4.7	0	60	-3	4-6
≥150	≥4.7	0	60	-6	4-6

1) È previsto **bolo** e.v. **iniziale eparinico** di circa 60 UI/kg (max 4000 UI), a cui segue una dose iniziale di circa 12 UI/kg/ora (vedi punto 2).
2) Segue **un'infusione** a 17-20 ml/ora (per pesi corporei compresi tra 71-83 kg) di una soluzione di 5 ml (25 000 UI) di eparina in 500 ml di glucosata al 5% o fisiologica (50 U/ml). Per pesi corporei inferiori ai 70 kg si consiglia una velocità di 12-16 ml/ora (50-69 kg).
3) Il **primo controllo dell'aPTT** è a 6 ore dal bolo.
4) **L'aPTT desiderato** è a 50-63 sec. (consistente rischio emorragico per valori superiori) pari ad una aPTT ratio di 1.5-2.0.
5) Per **valori di aPTT** ottenuti **prima di 12 ore** dall'inizio della trombolisi non interrompere l'infusione o ridurne la velocità, a meno che non si verifichino sanguinamenti o la aPTT sia superiore a 150 sec. Viceversa per aPTT inferiori a 50 sec. comportarsi come suggerito in tabella.
6) Per **valori di aPTT** ottenuti **oltre le 12 ore** dall'inizio della trombolisi seguire le indicazioni del nomogramma.

Tabella 3. Trombolisi sistemica nella embolia polmonare

Farmaco	Dosaggi e.v.
SK #	250 000 UI in 30 min, poi 100 000 UI/ora per 24 ore *
UK	4400 UI/kg come carico, seguono 4400 UI/kg/ora per 12 ore*
UK accelerata §	1 000 000 UI infuse in 2 ore
rtPA	100 mg infusi in 2 ore
rtPA accelerato	0.6 mg/kg bolo di 2 minuti

Terminato il trattamento trombolitico riprendere l'eparina, senza bolo iniziale, a 1000 UI/ora, regolando poi la infusione sul aPTT (vedi Tab. 2a).

\# SK f. da 750 000 UI, vedi Tabella 1 per informazioni commerciali. Diluire con 5 ml di fisiologica senza agitare. Diluire poi 1.6 ml (250 000 UI circa) di questa soluzione in 100 ml di fisiologica ed infondere in 30 min (200 ml/ora). Le restanti 500 000 UI, poste in 250 o 500 ml di fisiologica, verranno somministrate a 50 o 100 ml/ora. Proseguire poi (sino allo scadere della durata prevista per l'infusione) con 750 000 UI in 250 o 500 ml fisiologica a 33 o 66 ml/ora. In caso di cefalea, sacrodinie, nausea, broncospasmo, gonfiore periorbitario, edema angioneurotico ecc. somministrare 80 mg di Urbason e.v. eventualmente associato a Trimeton 1 f. diluita a 10/100 ml fisiologica e.v.. Può essere a volte consigliata una premedicazione con paracetamolo ed antiistaminico (Fargan o Trimeton, ad es.) per ridurre la incidenza di febbre e brividi.

* Alcuni autori consigliano una valutazione di aPTT o meglio del tempo di trombina (TT) alla quarta ora; se non viene raggiunto un allungamento di almeno 10 sec. Con entrambi i test, ripetere il dosaggio di carico iniziale e ricontrollare il TT o l'aPTT dopo 4 ore, con ulteriore bolo se necessario. Se si ottiene l'allungamento desiderato ($\geq$ 10 sec.) non sono necessari ulteriori controlli, indicando cioè una corretta fibrinolisi. Alcuni autori consigliano di somministrare la SK sino a 72 ore nei casi con consistente trombosi venosa profonda associata.

§ Ukidan f. (500 000-1 000 000 UI). Diluire con il proprio solvente e trasferire in fisiologica 100 ml da infondere a 50 ml/ora. Può essere a volte consigliata una premedicazione con paracetamolo ed antiistaminico (Fargan o Trimeton ad es.) per ridurre l'incidenza di febbre e brividi.

Vedi Tabella 1 per le preparazioni in commercio. Somministrare 2 f. da 50 mg (diluite a 100 ml/ora) a 50 ml/ora.

Tabella 4. Categorie di rischio per TE venoso

BASSO RISCHIO	Chirurgia minore o non complicata (es. isterectomia) in pazienti di anni <40 senza fattori di rischio TE e scarsamente immobilizzati Pazienti generici scarsamente allettati
RISCHIO MODERATO	Chirurgia maggiore non complicata in pazienti di anni <40, senza fattori di rischio TE Chirurgia di ogni genere (non ortopedica) in pazienti da 40 a 60 anni, senza fattori di rischio aggiuntivi Chirurgia minore in pazienti con fattori di rischio Chirurgia mini-invasiva (ortopedica, addominale, toracica) Allettamento in pazienti con malattie croniche, scompenso cardiaco, IMA, ictus, neoplasie Frattura di un arto inferiore in soggetti di anni <40
ALTO RISCHIO	Chirurgia maggiore, soprattutto addominale, neurochirurgia elettiva, in pazienti di anni >40, con altri fattori di rischio TE Chirurgia maggiore in pazienti di anni >60, senza fattori di rischio aggiuntivi Chirurgia ortopedica maggiore (es. anca, ginocchio) pazienti generici o con IMA, con fattori di rischio aggiuntivi

N.B. Fattori di rischio aggiuntivi debbono essere considerati: precedenti eventi TE, neoplasie, ictus cerebri, infarto miocardico, traumi maggiori/multipli, traumi a carico del midolo spinale, nota trombofilia (ad es. trombofilia ereditaria, ACA, sindromi mieloproliferative), obesità, varici venose agli arti inferiori, età > 60 anni, chirurgia estesa, prolungata immobilizzazione, utilizzo di estroprogestinici. Queste situazioni aggravano il rischio di tutte le condizioni sopra riportate, potendosi così a volte configurare degli altissimi rischi. La coincidenza di diversi fattori di rischio, di per sè configura quadri ad alto rischio TE.

Bibliografia essenziale

Libri

Hennekens CH (1999) Clinical Trials in Cardiovascular Disease. WB Saunders Co., Philadelphia
Loscalzo J, Schafer AI (1998) Thrombosis and Hemorrhage. Lippincott Williams & Wilkins, Baltimore
Parmley WW, Chatterjee K (1994) Cardiovascular Phamacology. Mosby-Year Book Europe Ltd., London
Rakel RE(1997) Conn's Current Theraphy. WB Saunders Co., Philadelphia
Rovelli F, Pezzano A, De Vita C, Moreo A (1999) Cardiologia 1998. Scientific Press, Firenze
Rovelli F, Pezzano A, De Vita C, Moreo A (2000) Cardiologia 1999. Scientific Press, Firenze
Singh BN et al (1994) Cardiovascular Phamacology and Therapeutics. Churchill Livingstone Inc., New York
Smith TV (1996) Cardiovascular Therapeutics. WB Saunders Co., Philadelphia
Topol EJ (1998) Comprehensive Cardiovascular Medicine. Lippincott-Raven Publ., Philadelphia
Vajola SF (1998) Infarto Miocardico Acuto. Fisiopatologia, Clinica e Terapia. Scientific Press, Firenze
Vajola SF (2000) Infarto Miocardico Acuto. Fisiopatologia, Clinica e Terapia 2000. Scientific Press, Firenze
Verstraete M, Fuster V, Topol EJ (1998) Cardiovascular Thrombosis. Lippincott-Raven Publ., Philadelphia
Yusuf S et al (1998) Evidence Based Cardiology. BMJ Books, London

Linee guida

Bobbio M, Bergerone S, Maggioni AP et al (1998) Administration of thrombolytic therapy to 17944 patients with acute myocardial infarction: The GISSI-3 database. Am Heart J 135:443-448

Charbonnier BA, Fiessinger JN, Banga JD et al (1998) Comparison of a once daily with a twice daily subcutaneous low molecular weight heparin regimen in the treatment of deep vein thrombosis. Thromb Haemost 79:897-901

Federazione Centri Sorveglianza Anticoagulanti (1996) Nuova Guida alla Terapia con Anticoagulanti Orali. Raccomandazioni della Federazione Centri Sorveglianza Anticoagulanti (FCSA) No 5

Fifth American College of Chest Physicians (ACCP) (1998) Consensus Conference on Antithrombotic Therapy. Chest 114 [Suppl]:S439-S769

Fifth Haemostasis and Thrombosis Task Force. (1998) Guidelines on oral anticoagulation: third edition. Br J Haematol 101:374-387

Galli M, Maggioni AP, Vassanelli C et al (2000) Impiego clinico degli inibitori GP IIb/IIIa eptifabitide e tirofiban nel trattamento delle sindromi coronariche acute di tipo "non soprasllivellamento del tratto ST". Ital Heart J [Suppl 2]1:202-211

Gruppo di studio FRAX.I.S. (1999) Confronto tra due schemi di trattamento (6 giorni e 14 giorni) con eparina a basso peso molecolare e 6 giorni di trattamento con eparina non frazionata nella terapia iniziale dell'angina instabile e dell'infarto miocardico non-Q: FRAX.I.S (FRAXiparine in ischaemic syndrome). Eur Heart J 20:1553-1562

Associazione Nazionale Medici Cardiologi Ospedalieri e Società Italiana di Cardiologia. In collaborazione con Associazione Nazionale Cardiologi Extraospedalieri e Società Italiana di Cardiologia Pediatrica (1998) Linee Guida Cliniche. Piccin Nuova Libraria, Padova

Ryan TJ, Anderson JL, Antman EM et al (1996) ACC/AHA guidelines for the management of patients with acute myocardial infarction: a report of the American College of Cardiology/American Heart Association Task Force on Practice Guidelines (Committee on Management of Acute Myocardial Infarction). J Am Coll Cardiol 28:1328-1428

Ryan TJ, Antman EM, Brooks NH et al (1999) 1999 update: ACC/AHA guidelines for the management of patients with acute myocardial infarction: a report of the American Society of Cardiology/American Heart Association task force on practice guidelines (Committee on Management of Acute Myocardial Infarction). J Am Coll Cardiol 34:890-911

Ryan TJ, Antman EM, Brooks NH et al (1999) 1999 update: ACC/AHA guidelines for the management of patients with acute myocardial infarction: executive summary and recommendations. A report of the American Society of Cardiology/American Heart Association task force on practice guidelines (Committee on Management of Acute Myocardial Infarction). Circulation 100:1016-1030

The task force on the management of patients with acute myocardial infarction of the European Society of Cardiology (1996) Acute myocardial infarction: prehospital and in-hospital management. Eur Heart J 17:43-63

Articoli e rassegne

Agnelli G, Piovella F, Buoncristiani P et al (1998) Enoxaparin plus compression stockings compared with compression stocks alone in the prevention of venous thromboembolism after elective neurosurgery. N Engl J Med 339(2):80-88

Antman E, McCabe CH, Premmereur J et al (1998) Enoxaparin for the acute and chronic management of unstable angina/non-Q-wave myocardial infarction: results from the TIMI 11B study. Circulation 98:I-504

Assessment of the Safety and Efficacy of a New Thrombolytic (ASSENT-2) Investigators (1999) Single-bolus tenecteplase compared with front-loaded alteplase in acute myocardial infarction: the ASSENT-2 double-blind randomised trial. Lancet 354:716-722

Baigent C, Collins R, Appleby P et al (1998) ISIS-2: 10 year survival among patients with suspected acute myocardial infarction in randomised comparison of intravenous streptokinase, oral aspirin, both, or neither. BMJ 316:1337-1343

Butler AC, Tait RC (1998) Restarting anticoagulation in prosthetic heart valve patients after intracranial haemorrhage: a 2-year follow-up. Br J Haematol 103:1064-1066

CAPRIE Steering Committee (1996) A randomized, blinded trial of clopidogrel versus aspirin in patients at risk of ischemic events (CAPRIE). Lancet 348:1329-1339

Cohen M, Demers C, Gurfinkel EP et al (1997) A comparison of low-molecular-weight heparin with unfractionated heparin for unstable coronary artery disease: efficacy and Safety of Subcutaneous Enoxaparin in Non-Q-Wave Coronary Events Study group. N Eng J Med 337:447-452

Collins R, Peto R, Baigent C, Sleight P (1997) Aspirin, heparin, and fibrinolytic therapy in suspected acute myocardial infarction. N Engl J Med 336:847-860

Dalen JE, Alpert JS (1997) Thrombolytic therapy for pulmonary embolism. Arch Intern Med 157:2550-2556

Dolovich LR, Ginsberg JS, Douketis JD et al (2000) A meta-analysis comparing low-molecular-weight heparins with unfractionated heparin in the treatment of venous thromboembolism. Arch Intern Med 160:181-188

Fibrinolytic Therapy Trialists' (FTT) Collaborative Group (1994) Indications for fibrinolytic therapy in suspected acute myocardial infarction: collaborative overview of early mortality and major morbidity results from all randomised trials of more than 1000 patients. Lancet 343:311-322

Fragmin-During-Instability-In-Coronary-Artery-Disease Study Group (1996) Low-molecular-weight heparin during instability in coronary artery disease. Lancet 347:561-568

Fragmin and Fast Revascularisation during InStability in Coronary artery disease (FRISC II) Investigators (1999) Long-term low-molecular-mass heparin in unstable coronary-artery disease: FRISC II prospective randomised multicentre study. Lancet 354:701-707

Franzosi MG, Santoro E, De Vita C et al (1998) Ten-year follow-up of the first megatrial testing thrombolytic therapy in patients with acute myocardial infarction: results of the Gruppo Italiano per lo Studio della Sopravvivenza nell'Infarto-1 Study. Circulation 98:2659-2665

Gould K, Dembitzer AD, G. D. Doyle RL et al (1999) Low-molecular weight heparins compared with unfractionated heparin for treatment of acute deep venous thrombosis. A Meta-Analysis of Randomized, Controlled Trials. Ann Intern Med 130(10):800-809

Gould MK, Dembitzer AD, Sanders GD et al (1999) Low-molecular weight heparins compared with unfractionated heparin for treatment of acute deep venous thrombosis. A Cost-Effectiveness Analysis. Ann Intern Med 130(10):789-799

Greaves M (1999) Antiphospholipid antibodies and thrombosis. Lancet 353:1348-1352

Greer IA (1999) Thrombosis in pregnancy: maternal and fetal issues. Lancet 353:1258-1265

Haire WD (1999) Vena caval filters for the prevention of pulmonary embolism. N Engl J Med 338(7):463-464

Hall P, Nakamura S, Maiello L et al (1996) A randomized comparison of combined ticlopidine and aspirin therapy versus aspirin therapy alone after successful intravascular ultrasound-guided stent implantation. Circulation 93:215-222

Hirsh J, Weitz JI (1999) New antithrombotic agents. Lancet 353:1431-1436

Hirsh J (1991) Heparin. N Engl J Med 324:1565-1574

Hirsh J (1991) Oral anticoagulants drugs. N Engl J Med 324:1865-1875

Hull RD, Raskob GE, Brant RF et al (2000) Low-molecular-weight heparin vs heparin in the treatment of patients with pulmonary embolism. Arch Int Med 160:229-236

Kearon C, Gent M, Hirsh J et al (1999) A comparison of three months of anticoagulation with extended anticoagulation for a first episode of idiopatic venous thromboembolism. N Engl J Med 340(12):901-907

Klein W, Buchwald A, Hillis SE et al (1997) Comparison of low-molecular-weight heparin with unfractionated heparin acutely and with placebo for 6 weeks in the management of ustable coronary artery disease. Fragmin in unstable coronary artery disease study. Circulation 96:61-68

Lensing AWA, Prandoni P, Prins MH et al (1999) Deep-vein thrombosis. Lancet 353:479-485

Leon MB, Baim DS, Popma J et al (1998) A clinical trial comparing three anti-thrombotic drug regimens following coronary artery stenting. N Engl J Med 339:1665-1671

Lip GYH (1999) Thromboprophylaxis for atrial fibrillation. Lancet 353:4-6

Maggioni AP, Sessa F, Latini R et al (1997) Treatment of acute myocardial infarction today. Am Heart J 134:S9-S14

Patrono C (1994) Aspirin as an antiplatelet drug. N Engl J Med 330:1287-1294

Schomig A, Neumann FJ, Kastrati A et al (1996) A randomized comparison of antiplatelet and anticoagulant therapy after the placement of coronary-artery stents. N Engl J Med 334:1084-1089

Simmoneau G, Sors H, Charbonnier B et al (1997) A comparison of low-molecular-weight heparin with unfractionated heparin for acute pulmonary embolism. N Engl J Med 337(10):663-669

The Global Use of Strategies to Open Occluded Coronary Arteries (GUSTO III) Investigators (1997) A comparison of reteplase with alteplase for acute myocardial infarction. N Engl J Med 337:1118-1123

The GUSTO Investigators (1993) An international randomized trial comparing four thrombolytic strategies for acute myocardial infarction. N Engl J Med 329:673-682

Topol EJ, Byzova TV, Plow EF (1999) Platelet GPIIb-IIIa blockers. Lancet 353:227-231

Verstraete M (2000) Synthetic inhibitors of platelet glycoprotein IIb-IIIa in clinical development. Circulation 101:81

Warkentin TE, Chong BH, Greinacher (1998) Heparin-induced thrombocytopenia: towards consensus. Thromb Haemost 79:1-7

Weitz JI (1997) Low molecular weight heparins. N Engl J Med 337:688-698

Yeghiazarians Y, Braunstein JB, Askari A et al (2000) Unstable angina pectoris. N Engl J Med 342:101-114

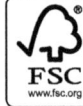

MIX
Papier aus verantwortungsvollen Quellen
Paper from responsible sources
FSC® C105338

If you have any concerns about our products,
you can contact us on
ProductSafety@springernature.com

In case Publisher is established outside the EU,
the EU authorized representative is:
**Springer Nature Customer Service Center GmbH
Europaplatz 3, 69115 Heidelberg, Germany**

Printed by Libri Plureos GmbH
in Hamburg, Germany